Seydou Coulibaly

Diagnóstico angioscan

Seydou Coulibaly

Diagnóstico angioscan

de uma malformação arteriovenosa superficial
periférica do cotovelo num recém-nascido no
Hospital do Mali

ScienciaScripts

This book is a translation from the original published under ISBN 978-620-6-70075-3.

Publisher:
Sciencia Scripts
is a trademark of
Dodo Books Indian Ocean Ltd. and OmniScriptum S.R.L publishing group

120 High Road, East Finchley, London, N2 9ED, United Kingdom
Str. Armeneasca 28/1, office 1, Chisinau MD-2012, Republic of Moldova, Europe
Printed at: see last page
ISBN: 978-620-8-02413-0

Conteúdo

DEDICAÇÃO

Dedico este trabalho :

Ao meu pai, o falecido Oumar COULIBALY, tenho muito orgulho em ser contado entre os teus filhos, lutaste para que eu pudesse ir à escola e incutiste em nós as regras da boa conduta, da dignidade, do respeito pelos seres humanos e da sabedoria. Gostaria que tudo tivesse acontecido na tua presença, mas Deus decidiu de outra forma. Descansa em paz, querido pai.

À minha mãe Kadidia COULIBALY, corajosa e dedicada. Rodeou-nos de atenções e de afectos que nos trouxeram sempre conforto e consolação. Nunca deixaste de te preocupar com o nosso futuro. Hoje, faltam-me palavras para exprimir toda a minha gratidão pelos teus sacrifícios e pelo trabalho árduo que tiveste para nos educar. Nunca poderei agradecer-vos o suficiente. Esta obra é o fruto do vosso esforço. Só Deus vos pode recompensar. Que Deus, o Todo-Poderoso, vos conceda uma vida longa, boa saúde e, sobretudo, felicidade. Que ele nos dê os meios para lutar por ti na vida.

À minha mulher Sira KEÏTA, aos meus filhos Seydina oumar, Hassane e Housseyni, este trabalho é vosso. Foram pacientes ao longo deste estudo, na esperança de um dia serem recompensados. Que Alá vos abençoe e à vossa família.

Aos meus irmãos, irmãs e primos, que não mencionarei aqui por receio de deixar alguém de fora. A união familiar não tem preço, e que continue a ser o objetivo principal de todos nós. Por todo o vosso apoio e como prova do vosso amor, dedico-vos este trabalho.

Aos meus irmãos e a toda a família HAÏDARA em Bla, Bamako, Ouagadougou e Abidjan, obrigado pela vossa presença, pela vossa paciência e pelo vosso apoio. Nunca me arrependerei da educação que recebi no seio da família. Aceitem aqui todo o meu afeto e gratidão.

Às minhas tias, Nana YATOURA, Hawa DIALLO, Aminata TRAORE e Fatoumata TRAORE, é graças a vocês que estou onde estou hoje. Nunca me faltou apoio e afeto na família. As palavras nunca serão suficientes para exprimir o que vocês significam para mim. Só me resta dizer humildemente obrigado. Que DEUS vos abençoe e vos mantenha entre nós o máximo de tempo possível para que vos possamos mostrar toda a nossa gratidão.

Ao meu irmão, Sr. Mamadou HAÏDARA, agradeço a estima e o respeito que me dedicou. O bom Deus agradecerá os seus inúmeros serviços prestados aos seus semelhantes.

AGRADECIMENTOS

Agradeço a ALÁ, todo-poderoso, misericordioso, que me deu a oportunidade de viver este momento, a força e a vontade de realizar esta obra. Por tanto amor, tanta graça e tanta misericórdia para comigo, um pobre pecador.

Para o nosso mestre, Professor CAMARA Mody Abdoulaye, o seu conhecimento da medicina e da imagiologia médica em particular, e a sua capacidade de transmitir conhecimentos foram um exemplo para mim, e é uma honra treinar ao seu lado. Aqui fica a expressão do meu profundo respeito e dos meus sinceros agradecimentos.

Ao Pr. TRAORE Mohamed Maba, Dr. Sounkalo TRAORE, Dr. DIARRA Hawa, Dr. TOURE Boubacar, Dr. MAIGA Oumou, Dr. KONATE Zakaria, Dr. KOUYATE Mamadou Mary; obrigado pela vossa disponibilidade, pelos vossos conselhos preciosos e pela qualidade do ensino que proporcionaram.

A todos os secretários, técnicos, estagiários e DES do serviço de imagiologia médica do Hospital Mali, CSRef CV e CSRef CVI.

Aos meus amigos e licenciados: Dr. GACKOU Mahamadou, Dr. KEITA Siaka, Dr. Bakary D. COULIBALY, Boubacar TRAORE, Dr. Boubacar SYLLA, Dr. TRAORE Adama, Dr. KAMIA Boureima, Dr. DOUMBIA Modibo, Dr. SANOGO Modibo, Dr. FADIGA Sory Ibrahim, Dr. CAMARA Nagnoumagué e Dr. FOMBA Moussa.

ièmeA toda a turma do 9º ano do numérus clausus denominado Promoção Feu Pr. Ibrahima ALWATA.

A todos os membros da associação de alunos, estudantes de saúde e simpatizantes do círculo de BLA e da associação de alunos e estudantes da comuna de NIALA e simpatizantes.

Aos nossos mestres e guias, e a todos os professores da FMOS. Sou o produto do vosso investimento, aceitem a minha gratidão.

A todos aqueles que me ajudaram de uma forma ou de outra.

A todos aqueles que eu possa ter esquecido: desejo-vos as maiores felicidades, sem ressentimentos.

Apoiaram-me de uma forma ou de outra, e só posso resumir tudo numa palavra: obrigado, que Alá vos recompense.

HOMENAGENS AOS MEMBROS DO JÚRI
Ao nosso Mestre e Presidente do júri :
Professor Adama Diaman KEITA
¼ Professor de Radiologia e Imagiologia Médica
¼ Especialista em imagiologia forense e parasitária,
¼ Chefe do serviço de radiologia e de imagiologia médica do CHU du Point-G,
¼ Antigo chefe do departamento de medicina e especialidades médicas da DER na FMOS
¼ Antigo Reitor da Universidade de Ciências, Técnicas e Tecnologias de Bamako (USTTB).
Senhor Advogado
Sentimo-nos muito honrados com a espontaneidade com que aceitou presidir a este júri, apesar da sua agenda preenchida.
O seu rigor científico, a sua qualidade de ensino e a sua simplicidade fizeram de si um grande mestre admirado por todos.
Queira aceitar, caro Mestre, a expressão do nosso grande respeito e dos nossos sinceros agradecimentos.
Que o Senhor vos conceda saúde e longevidade.
¼ Professor Catedrático de Cirurgia Torácica e Cardiovascular (CTCV) da FMOS,
¼ Médico hospitalar no Hospital de Mali
¼ Membro da Sociedade de Cirurgia do Mali (SOCHIMA)
Membro fundador da Society of Thoracic and Cardiovascular Surgery.
Caro Mestre,
Temos sorte em tê-lo no júri, apesar da sua agenda preenchida.
Ficámos impressionados com o vosso humanismo, a vossa disponibilidade e a vossa simplicidade.
Encontrará aqui, caro mestre, a expressão dos nossos sinceros agradecimentos
¼ Chefe de Pediatria do Hospital de Mali.
¼ Diploma em neonatologia e reanimação neonatal
¼ Licenciatura em nutrição pela Universidade de Boston
¼ Diploma em pneumologia e alergologia pediátrica
¼ Mestrado de investigação em pediatria,
¼ Membro da Sociedade Francesa de Pediatria e Alergologia
Caro Mestre,
Gostaríamos de agradecer a espontaneidade com que aceitou fazer parte do júri desta dissertação,
Sempre admirámos as suas qualidades científicas e sociais,
Aceitem os nossos sinceros agradecimentos e gratidão.

Ao nosso Mestre e Co-Diretor :

Dr. Abdoulaye KONE

¼ Professor assistente na FMOS

¼ Radiologista e médico hospitalar na policlínica Pasteur de Bamako

¼ Diploma Interuniversitário (DIU) em Ressonância Magnética de Corpo Inteiro na Universidade de Paris Descartes, Paris V

¼ Diplôme de formation Médicale spécialisée Approfondie (DFMSA) na Université Pierre et Marie Curie, Paris VI.

¼ Membro de sociedades científicas: SOMIM, SFR e SRANF

Caro Mestre,

Transmitir conhecimentos aos outros é um ato de fé.

Em si, encontrámos o amor de um trabalho bem feito e um forte sentido do dever.

Este trabalho é o fruto do vosso empenho e competência perfeitos.

O seu carácter social altamente valorizado faz de si uma pessoa de classe excecional. Pode contar com a nossa disponibilidade e a nossa profunda gratidão.

Ao nosso Mestre e Diretor :

Professor Mody Abdoulaye CAMARA

¼ Radiologista e médico hospitalar no Hospital Mali,

ll¼ Professor de Radiologia e Imagiologia Médica na FMOS, ¼ Chefe do Serviço de Imagiologia Médica do Hospital Mali.

¼ Diplôme de formation Médicale spécialisée Approfondie (DFMSA).

¼ Membro de sociedades científicas: SOMIM, SFR e SRANF

Caro Mestre,

Transmitir conhecimentos aos outros é um ato de fé.

Em si, encontrámos o amor por um trabalho bem feito e um forte sentido do dever.

Este trabalho é o fruto do vosso empenho e competência perfeitos.

O seu carácter social altamente valorizado faz de si uma pessoa de classe excecional. Pode contar com a nossa disponibilidade e a nossa profunda gratidão.

INTRODUÇÃO

As malformações arteriovenosas são definidas pela existência de shunts arteriovenosos congénitos. O desequilíbrio entre o fluxo de entrada e o fluxo de saída arterial conduz a uma dilatação, por vezes aneurismática, do sector de drenagem venosa, mas também no interior do nidus e das artérias aferentes [1].

As MAV são mais frequentemente observadas na população pediátrica. Consistem numa derivação direta conhecida como fístula verdadeira. [er]A taxa de fluxo é muito elevada e a dilatação venosa importante está em primeiro plano 1 . São lesões raras com um elevado potencial hemorrágico [1].

A prevalência de todas as formas de malformações vasculares é estimada em 1,5% na população geral [2]. Representam aproximadamente 7% das lesões benignas. A maioria desenvolve-se no cérebro e na região cervical [3]. As lesões periféricas (extracerebrais e extra-espinhais) são raras, representando 5-10% [2], particularmente nos membros superiores [4].

As malformações arteriovenosas (MAVs) podem ser assintomáticas, mas nunca regridem espontaneamente. Estas malformações arteriovenosas estão associadas à maior taxa de complicações [2].

A melhoria do acesso à ressonância magnética (RM) levou a um aumento significativo do número de MAVs diagnosticadas nos últimos anos [5]. No entanto, a arteriografia costumava ser o padrão ouro. No entanto, os avanços nas sequências de angiografia por ressonância magnética (ARM), nomeadamente na aquisição dinâmica, fazem com que esta seja atualmente o padrão de excelência para confirmar o tipo de malformação e acompanhar a evolução dos doentes [6].

Nas crianças, o ecodoppler é o exame de primeira linha utilizado para confirmar o diagnóstico. Também desempenha um papel na escleroterapia, mas a RM é o exame de eleição [7]. O angioscanner tem ainda um papel limitado, mas os avanços técnicos podem levar a que esta modalidade desempenhe um papel crescente num futuro próximo [8].

As várias opções de tratamento para as MAV têm de ser cuidadosamente avaliadas com base em numerosos critérios específicos da malformação e do doente. As opções de tratamento incluem a simples observação, a embolização endovascular, a ressecção cirúrgica e a irradiação radiocirúrgica [9]. A localização nos membros superiores constitui um problema terapêutico [8].

A partir de um relato de caso e de uma revisão da literatura, discutiremos os aspectos diagnósticos e terapêuticos da angioscanning levantados por esta entidade.

Objectivos

Objetivo geral :

Determinar a contribuição da angio-TC no diagnóstico de malformação arteriovenosa em recém-nascidos.

Objectivos específicos :

✓ Descrever os aspectos de TC da malformação arteriovenosa superficial.

✓ Uma revisão da literatura sobre malformações arteriovenosas superficiais.

1. GERAL

1.1.História

A história das anomalias vasculares superficiais é uma longa saga terminológica em que o termo "angiomas" prevaleceu durante muito tempo para designar esta sucessão de doenças benignas, embora isso não exclua a sua eventual gravidade. Estas anomalias, congénitas ou adquiridas, são clinicamente heterogéneas, com especificidades grupais há muito estabelecidas [10].

Desde a Antiguidade até ao século XVIII, não se fala de angiomas. Palavras semelhantes eram utilizadas em todas as línguas, tais como inveja, voglia, estigma, marca de nascença, que estigmatizavam as mães que, durante a gravidez, tinham pensamentos doentios, verdadeiros pensamentos teratogénicos capazes de marcar o seu filho com manchas ou deformações! [10].

ᵉNo século XIX, as lesões vasculares superficiais eram designadas por nvus maternus (sempre a ideia de envolver as infelizes mães!), nvus sanguineus, nvus vascularis, nvus venous. **Virchow** parece ter sido o criador do termo "angioma", mas falhou na sua tentativa de os classificar, apesar de ter distinguido claramente as lesões devidas à proliferação celular das outras resultantes da dilatação vascular [10].

ᵉNo início do século XX, a ideia de diferenciar os tumores vasculares das malformações vasculares estava a ganhar terreno. **Malan** dedicou a sua vida ao que designou por "angiodisplasias". **Weiss e Enzinger** preferiam o termo hemangioma, mas utilizavam-no para designar tanto os tumores benignos como as lesões malignas ou as malformações vasculares [10].

As técnicas de exploração estão a desenvolver-se e estão a surgir múltiplas classificações, baseadas em critérios clínicos, histológicos, hemodinâmicos, angio-gráficos, embriológicos e biológicos. No entanto, ainda existe uma grande confusão [10].

Em 1982, Mulliken e Glowacki propuseram a sua classificação "biológica", a base da classificação moderna, essencialmente baseada em dados cinéticos celulares. Distingue entre hemangiomas (tumores vasculares que se desenvolvem através da proliferação celular) e malformações vasculares (compostas por vasos alterados e dilatados, mas cujas células parietais não estão a proliferar) [10].

O termo "angioma" não pode mais representar todas as anomalias vasculares superficiais que ele cobria, porque o sufixo "ome" implica a noção de noção de hiperplasia celular, de tumor: nesta classificação, apenas o hemangioma é um angioma [10].

O termo linfangioma também é inadequado, uma vez que se refere a uma anomalia de malformação linfática, quer a lesão seja microcística ou macrocística.

Os dois primeiros **Workshops Internacionais sobre Anomalias Vasculares** tiveram lugar em 1976 e 1978. Inicialmente, participaram três países (Estados Unidos: Professor John Mulliken, cirurgião craniofacial; Reino Unido: Professor Anthony Young, cirurgião vascular; e França: Professor Jean-Jacques Merland, pioneiro da neurorradiologia de intervenção). O início foi informal. No entanto, a chegada de novos especialistas - médicos, cirurgiões, radiologistas e biólogos - rapidamente permitiu a comparação de diferentes abordagens e informações [10].

Este facto favorece o aparecimento de grupos multidisciplinares em vários países.

As discussões terminológicas estão na vanguarda (é necessário encontrar uma linguagem comum simples). Os seminários em curso, que se realizam de dois em dois anos (anos pares), permitem conciliar e cotejar os dados [10].

Finalmente, a atual classificação binária em tumores vasculares e malformações vasculares, derivada da de Mulliken e Glowacki (Figura 13), foi adoptada no seminário de Roma em 1996 [2,3].

Os conhecimentos clínicos e histológicos estão a melhorar. O mesmo acontece com os dados hemodinâmicos e radiológicos [7].

Os avanços biológicos estão a decifrar os mecanismos da hemangiogénese; estão a ser analisados os factores angiogénicos e as citocinas reguladoras envolvidas em tumores e malformações. A biologia molecular está a decifrar as mutações genéticas envolvidas em certas formas familiares de malformações vasculares [7-10].

A Sociedade Internacional para o Estudo das Anomalias Vasculares (ISSVA) foi fundada em 1992 como uma extensão do seminário, que prossegue de dois em dois anos. ᵉEm 2008, o 17 workshop foi realizado em Boston com participação multidisciplinar dos cinco continentes. ᵉO 18° workshop foi realizado em Bruxelas em 2010 [2].

1.2.Classificação: [11]

Até ao início dos anos 70, o termo "angioma" era utilizado para descrever uma grande variedade de anomalias vasculares superficiais não relacionadas, para as quais o tratamento era inexistente ou frequentemente inadequado. Em 1976, o trabalho da equipa de Merland em Lariboisière e da equipa de Mulliken em Boston levou a uma classificação lógica e simples baseada em critérios clínicos, histológicos e hemodinâmicos [11].

Esta classificação dividiu os "angiomas" em dois grupos principais:

- hemangiomas do recém-nascido e do bebé, que são hemangiomas imaturos,

- e as malformações vasculares superficiais propriamente ditas, que são malformações maduras que, ao contrário dos hemangiomas, nunca regridem, mas progridem ao longo da vida de forma mais ou menos rápida, consoante a sua natureza histológica e hemodinâmica [11].

No entanto, alguns hemangiomas não têm a evolução clínica habitual e a histologia e a biologia permitiram a identificação de novas entidades [11].

Há sempre dois grupos:

- Por um lado, os tumores vasculares
- E malformações vasculares superficiais [11].

Os tumores vasculares são representados principalmente pelos hemangiomas infantis, que são os mais comuns, mas existem também outros tumores vasculares, como os hemangiomas congénitos, os angiomas em tufos e os hemangioendoteliomas kaposiformes (Figura 4) [11].

As malformações vasculares podem envolver os capilares, que dão origem aos angiomas planares, as veias, que dão origem às malformações venosas, anteriormente conhecidas como angiomas venosos, ou os linfáticos, que são responsáveis pelas malformações linfáticas, classicamente conhecidas como linfangiomas, que são mais frequentemente quísticas [11].

As malformações vasculares podem desenvolver-se à custa das artérias, dando origem às temidas malformações arteriovenosas (MAV) [11].

As malformações capilares, venosas e linfáticas são hemodinamicamente inactivas, enquanto que as MAVs são hemodinamicamente activas com um potencial grave de progressão [11].

Cada uma destas malformações tem o seu próprio quadro clínico específico, exigindo investigações específicas e tratamento adequado [11].

Existem malformações vasculares complexas que podem combinar lesões capilares, venosas, linfáticas e arteriais de formas variadas, colocando problemas de gestão difíceis [11].

Na maioria dos casos, o diagnóstico clínico é de importância primordial. O interrogatório, a história da malformação e o exame clínico ajudam a confirmar o diagnóstico e o tipo de malformação [11].

Em cada consulta, é tirada uma fotografia que é arquivada no processo do doente. Exames especializados como o ecodoppler, a tomografia computorizada, a ressonância magnética (RM), a arteriografia e a angiografia por RM são por vezes necessários para confirmar o diagnóstico e ajudar no tratamento [11]. Cada tipo de anomalia tem a sua própria abordagem diagnóstica e terapêutica [11].

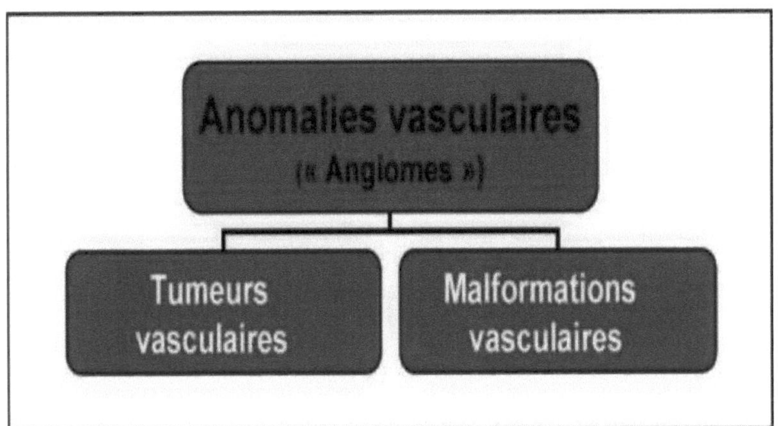

Figura 1: Classificação das anomalias vasculares superficiais [15].

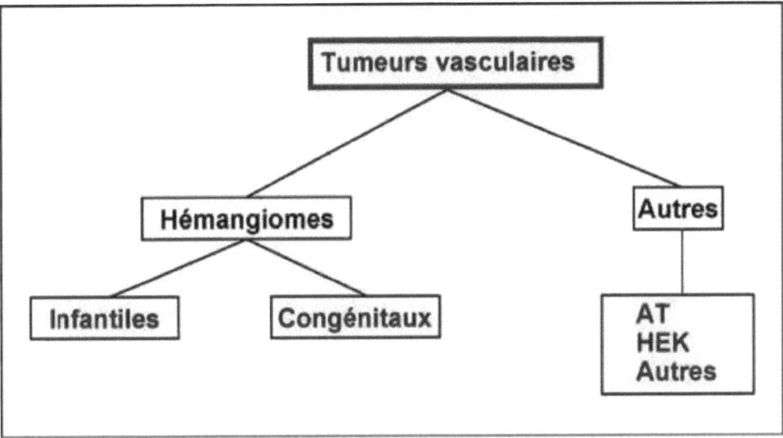

Figura 2: Classificação dos tumores vasculares [12].

AT: angioma em tufos; HEK: hemangioendotelioma kaposiforme

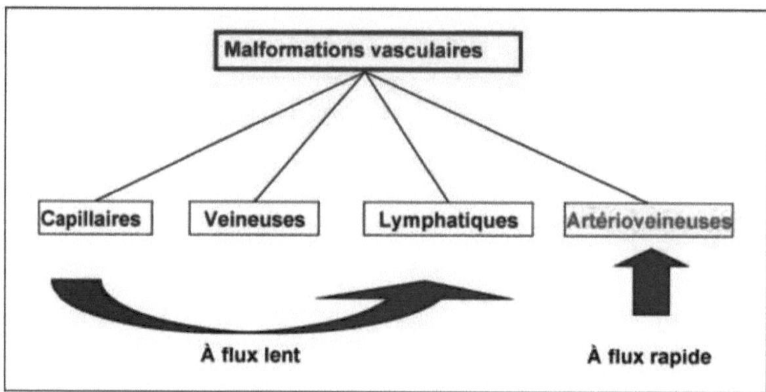

Figura 3: Classificação das malformações vasculares [12].

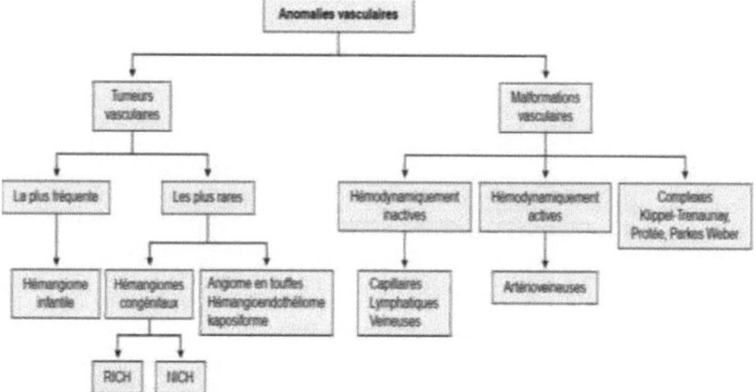

Figura 4: Classificação das anomalias vasculares. RICH: hemangioma congénito de involução rápida; NICH: hemangioma congénito não involutivo [11].

Por conseguinte, foi efectuada uma nova classificação pela Sociedade Internacional para o Estudo das Anomalias Vasculares (ISSVA) em 2014, revista em 2018 [12].

Tabela 1: Classificação das anomalias vasculares de acordo com o 20º workshop
do ISSVA [12].

Anomalias vasculares				
Tumores	**Malformação vascular**			
Benigno Localmente agressivo ou	Simples	Combinado	Grandes navios	Associado a outras anomalias

limítrofe	Malformação capilar	MCV, MCL		
Maligno	Malformação linfática	MLV,		
	Malformação venosa	MCLV		
	Malformação	MCAV		
	arteriovenosa	MCLAV		
	Fístula arteriovenosa	Outros		

Tabela 2: Classificação das malformações arteriovenosas de acordo com o 20º workshop da ISSVA [12].

Malformações vasculares simples
Malformações arteriovenosas (MAV)
Esporádico
MAP2K1
Em HHT
(HHT1 ENG, HHT2 ACVRL1, HHT3, JPHT SMAD4)
Em MC-AVM
RASA1 / EPHB4
Outros
Fístulas arteriovenosas (congénitas)
Esporádico
MAP2K1
Em HHT
(HHT1 ENG, HHT2 ACVRL1, HHT3, JPHT SMAD4)
Na CM-AVM
RASA1 / EPHB4
Outros

1.3. Epidemiologia

A incidência nos Estados Unidos é de 1,34 por 100.000 pessoas-ano. Embora a verdadeira taxa de prevalência seja mais elevada devido ao facto de a doença ser clinicamente silenciosa, uma vez que se estima que apenas 12% se tornam sintomáticos. A taxa de mortalidade é de 10-15% dos doentes que sofrem uma hemorragia [1].

A morbilidade varia entre cerca de 30-50%. Não há predileção sexual. Apesar da sua origem congénita, a apresentação clínica ocorre mais frequentemente em adultos jovens [1].

1.4. Recordação anatómica :

Artérias do membro superior:

A artéria subclávia direita nasce atrás da articulação esternoclavicular, a partir da bifurcação do tronco arterial braquiocefálico neste eixo e na artéria carótida primitiva direita. À esquerda, a artéria subclávia nasce diretamente da superfície superior do arco aórtico. Esta artéria descreve uma curva com uma concavidade inferior sobre a cúpula pleural, atravessa o defeito interescalénico e insinua-se depois entre a clavícula e o bordo externo da primeira costela, a jusante da qual se torna a artéria axilar, até ao bordo inferior do peitoral maior, onde começa então a artéria braquial. A artéria braquial percorre a face anterior do braço e do cotovelo até ao nível da tuberosidade bicipital do rádio, onde se bifurca em artéria radial e artéria ulnar. A artéria radial, um ramo da divisão externa da artéria braquial, nasce classicamente 3 cm abaixo da articulação do cotovelo e corre ao longo do rádio, no compartimento anterior do antebraço, até ao sulco do pulso; atravessa o espaço radiocárpico e atinge, na face dorsal do carpo, a extremidade superior do 1º espaço interósseo, onde se anastomosa, na palma da mão, com a artéria ulnopalmar, um ramo da artéria ulnar, para formar o arco palmar profundo. A artéria ulnar, ramo de bifurcação interna da artéria braquial, corre na parte medial do compartimento anterior do antebraço, desde a prega do cotovelo até à palma da mão, onde se anastomosa com a artéria radiopalmar, ramo da artéria radial, para formar o arco palmar superficial [13].

O arco palmar profundo descreve uma alça larga que se projecta em frente às cabeças dos metacarpos; em particular, dá origem a quatro artérias interósseas palmares que se anastomosam com as artérias digitais nos cantos dos dedos. O arco palmar superficial descreve uma ansa angular com convexidade inferior, que se projecta a partir do carpo e das cabeças do 3º e 4º metacarpos; dá origem às artérias digitais destinadas aos últimos quatro dedos. Colaterais dorsais, principalmente da radial (mais raramente da ulnar), formam o arco dorsal do carpo (Figura 5A) [13].

❖ **Variações anatómicas**

As variações na vascularização arterial dos membros superiores são relativamente raras, mas, no entanto, mais frequentes do que nos membros inferiores. São representadas, nomeadamente, por uma divisão precoce, acima do espaço condilar, da artéria braquial (nascimento elevado da artéria radial - em 10% dos indivíduos -, nascimento elevado da artéria ulnar ou nascimento prematuro destes dois eixos). A artéria subclávia direita, que nasce diretamente da aorta após a artéria subclávia esquerda (artéria lusória), pode ter um trajeto retro-esofágico. A duplicação da artéria braquial é outra ocorrência rara. Por outro lado, as possibilidades de suplementação, através de anastomoses e perfurantes, entre os diferentes arcos da mão estão sujeitas a variações anatómicas bastante frequentes [1,2].

❖ **Veias do membro superior :**

o **Veias profundas :**

As veias profundas do membro superior são satélites das artérias, existindo duas por artéria. Apenas a artéria axilar é acompanhada por um único tronco venoso: a veia axilar (Figura 5B) [13].

o **Veias superficiais**

Existem três veias superficiais no antebraço. A veia radial mediana é a mais comummente utilizada para a criação de fístulas arteriovenosas. Divide-se no cotovelo na raiz cefálica medial e na raiz basílica lateral. Medialmente a esta, encontra-se a veia ulnar superficial. A veia radial externa ou acessória é a mais externa. A veia radial externa, a veia radial mediana bifurcada e a veia ulnar superficial formam o "M" venoso do cotovelo. Assim, no braço, duas veias nascem diretamente do "M" venoso, uma interna, a veia basílica, cuja porção proximal se torna profunda, e outra externa, a veia cefálica.

A união das veias umerais profundas e da veia basílica forma a veia axilar, enquanto a veia cefálica drena para a veia subclávia após descrever um arco final (Figura 5B) [13].

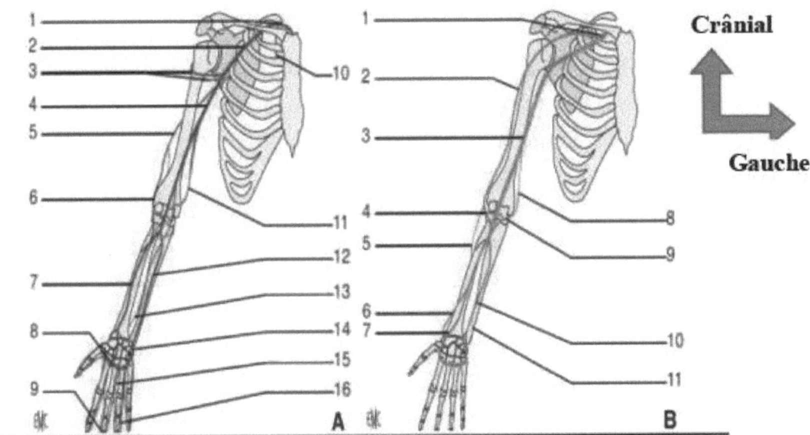

Figura 5: Diagrama mostrando a anatomia simplificada das artérias (A), veias profundas e veias superficiais (B) do membro superior [13].

A. 1. Artéria subclávia; 2. Artéria axilar; 3. Artéria circunflexa; 4. Artéria braquial; 5. Artéria braquial profunda; 6. Artéria colateral radial; 7. Artéria radial; 8. arco palmar superficial; 9. artéria digital radial palmar; 10. artéria torácica interna; 11. artéria colateral ulnar; 12. artéria ulnar; 13. artéria interóssea anterior; 14. arco palmar profundo; 15. artéria digital comum; 16. artéria digital ulnar palmar.

B. 1. Veia subclávia; 2. veia cefálica; 3. veias braquiais (x2); 4. veia cefálica medial; 5. veia radial acessória; 6. veia radial superficial; 7. veias radiais (x2); 8. veia basílica; 9. veia basílica medial; 10. veias ulnares (x2); 11. veia ulnar superficial.

1.5.Meios de exploração :

O diagnóstico baseia-se em dados clínicos e ecográficos.

Outros exames complementares, nomeadamente a imagiologia transversal (RM e/ou TC), são necessários para confirmar o diagnóstico e determinar a extensão loco-regional da MAV [14].

1.5.1. Ultrassom Doppler

A ecografia com Doppler é o exame complementar de primeira linha. Confirma uma lesão não tecidular mal definida, com fluxo rápido, arterialização de fluxos venosos, velocidades muito elevadas, fluxo diastólico elevado, índice de resistência baixo <0,5, útil para distinguir angiomas planos ou outras malformações vasculares (linfáticas ou venosas, com fluxo mais lento) de MAVs quiescentes. O fluxo comparativo confirma o hiperfluxo arterial. A medição deste fluxo arterial a montante permite monitorizar a evolução da malformação, mas é muito dependente do operador [14].

1.5.2. Angio-RM e Angioscan :

A RM pode ser usada para avaliar a profundidade de invasão da MAV, e o angioscanner arterial fornece uma boa análise da angioarquitectura e de qualquer invasão tecidular e óssea [14].

O acompanhamento pré ou pós-tratamento é efectuado através destes testes não invasivos, que são obviamente combinados com exames clínicos [14].

A RMN é preferida nas crianças porque não é irradiante. Geralmente requer sedação em crianças com menos de 6 anos de idade [14].

1.5.3. Raio X :

A radiografia normal do membro afetado é útil para procurar localizações intra-ósseas, em casos de suspeita clínica [14].

Se houver uma desigualdade no comprimento dos membros inferiores, deve ser solicitada uma radiografia dos membros para determinar esse facto [14].

1.5.4. Angiografia

A angiografia não é recomendada como tratamento de primeira linha. Deve ser decidida numa consulta multidisciplinar especializada, pois em alguns casos pode ser útil na decisão do tratamento. O objetivo é determinar a angioarquitectura da lesão [14].

1.5.5. Exame histopatológico e análise molecular

A biopsia está geralmente contra-indicada nas MAV. Pode ser complicada por hemorragias abundantes e pode desencadear uma recidiva progressiva. Pode ser discutida e realizada por uma equipa multidisciplinar especializada para efeitos de :

- **Análise histopatológica**: permite evidenciar os shunts arteriovenosos e a ausência de proliferação tumoral, em caso de dúvida diagnóstica (nomeadamente no caso de um tumor maligno) [14] ;

- **Análise molecular:** pesquisa de mutações somáticas nos genes *KRAS, NRAS, BRAF* e *MAP2K1*. Atualmente, esta análise situa-se na fronteira entre a investigação e a assistência, estando a ser estudadas terapias específicas [14].

1.6.Diferentes tipos de malformações vasculares :

São anomalias da morfogénese, todas congénitas e presentes à nascença. Elas crescem com a idade e nunca regridem [15].

As caraterísticas clínicas, tais como o calor da pele em redor da malformação, a palpação de uma sensação de palpação e a audição de um sopro, devem ser procuradas e comunicadas: apontam para uma malformação arteriovenosa. O esvaziamento da malformação quando o membro afetado é levantado é a favor de uma malformação puramente venosa, tal como o inchaço de uma lesão na face quando a cabeça é inclinada para baixo ou quando um membro é colocado na posição descendente. A presença de malformações capilares, dilatações venosas superficiais, assimetria do comprimento e/ou da circunferência do membro deve ser registada. No caso de MAVs, procurar sinais de insuficiência cardíaca [2].

Podem distinguir-se dois grupos principais com base em critérios hemodinâmicos:

1.6.1. Malformações vasculares de fluxo lento

a.   Malformações capilares :

Existem dois tipos, as telangiectasias e os angiomas planos, e pensa-se que são as malformações vasculares superficiais mais comuns [2].

a.1. Angioma plano ou "mancha de vinho

Um angioma plano é uma mancha de cor variável, desde o rosa pálido ao púrpura escuro, macular, com contornos bastante bem definidos, presente à nascença e que nunca desaparece espontaneamente. Com a idade, a sua textura pode mudar e tornar-se numa folha escarlate palpável, espessa e granulosa [16].

Esta é a malformação capilar mais comum e manifesta-se como uma lesão vermelha intensa na pele no período neonatal, que é fria e não bate [2].

Desaparece progressivamente sem regredir, com exceção das formas "beijo de anjo" médio-frontal e "mordida de cegonha" cervical, que desaparecem em um a dois anos [2].

Nos recém-nascidos, é por vezes difícil distinguir entre um AP e um hemangioma incipiente. É importante ter cuidado com os angiomas falsos, quentes e planos, que são de facto a cobertura cutânea de uma malformação arteriovenosa [2].

Alguns angiomas alteram-se no adulto. Engrossam, tornam-se vinosos e são cobertos por nódulos arroxeados. Não têm repercussões regionais ou gerais e causam apenas danos estéticos [2].

a.2. Síndromes associadas ao angioma plano :

A AP pode refletir uma síndrome mais complexa:

❖ **Síndroma de Sturge Weber Krabbe (SWK)**: Na face, o envolvimento do território do primeiro ramo do nervo trigémeo, especialmente se houver envolvimento associado da pálpebra superior, deve suscitar receios de associação com o angioma da mãe da pega e o glaucoma. O envolvimento cerebro-meningeal é responsável pela epilepsia, que é frequentemente precoce e grave, com atraso psicomotor. O envolvimento do segundo ou terceiro ramo do nervo trigémeo não está associado a estas complicações [16].

❖ **Síndroma de Klippel Trenaunay**: Certos angiomas planos dos membros são acompanhados de um aumento progressivo do volume e do comprimento do membro e de varizes. O prognóstico desta malformação capilaroveinosa complexa é frequentemente grave em termos estéticos e funcionais [16].

❖ **Síndrome de Cobb**: Combina uma MAV cutânea, frequentemente sob a forma de um pseudoangioma plano, com uma MAV da medula espinal e, por vezes, uma MAV paraespinal vertebral e intramuscular no mesmo metamério [2].

As complicações neurológicas podem começar na infância. A RMN, a angiografia por RMN e a arteriografia são utilizadas para avaliar a doença. O tratamento depende da localização do angioma da medula espinal: embolização ou excisão cirúrgica **[17]**.

❖ **Síndrome de Proteus**: Esta síndrome apresenta um quadro particular com angioma plano, hipertrofia congénita de um membro associada a linfedema ou hipertrofia dos tecidos moles e, por vezes, outras anomalias **[17]**.

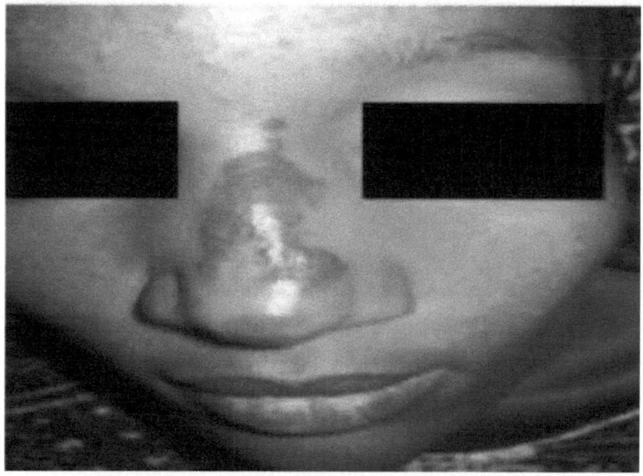

Figura 6: Angioma plano do nariz [8].

Histologia :

Nas crianças, a malformação capilar manifesta-se como uma simples dilatação dos capilares dérmicos superficiais. Estes capilares são estruturas normais e parecem ser em número normal [16].

No adulto, à medida que a lesão se torna mais espessa, a parede dos capilares torna-se fibrosa, assemelhando-se a uma vénula. Encontram-se em toda a derme e por vezes na hipoderme. O número aparente de secções vasculares visíveis num plano de corte transversal e o seu diâmetro estão claramente aumentados [16].

Ocasionalmente, os vasos agrupados produzem um aspeto "cavernoso" com partições refractárias. As malformações capilares hipertróficas combinam dilatações capilares na derme com feixes venosos na derme profunda e na hipoderme. Os nódulos proeminentes que podem aparecer nas malformações capilares são constituídos por feixes de vasos de grande diâmetro com uma parede fibrosa, simulando por vezes uma malformação arteriovenosa dérmica localizada [2].

a.3. Telangiectasias

Trata-se sempre de displasias capilares dérmicas, mas com uma morfologia particular: telangiectasia linear ou estrelada "angioma estrelado". Alguns pequenos angiomas capilares lineares são encimados por uma epiderme hiperqueratósica, áspera ao tato e que não se desvanece à pressão in vitro: angioqueratomas [2].

Estas hiperplasias capilares isoladas distinguem-se da angiomatose capilar conhecida como doença de Rendu-Osler (telangiectasia hemorrágica hereditária) [2].

b. Malformações venosas

As malformações venosas (MV) dão à pele ou às membranas mucosas um aspeto azulado. São macias e frias ao tato. As bolsas venosas incham quando o doente está na posição vertical ou durante o exercício e são facilmente esvaziadas durante as manobras de compressão. Este último é um excelente sinal distintivo. Estas malformações são dolorosas quando se aplica tensão [18].

A DV envolve todos os planos (tecidos cutâneos, subcutâneos, mucosos ou submucosos, músculos, sinóvia e osso). A extensão superficial "visível" não está correlacionada com a extensão profunda [18].

Sua topografia é ubíqua, com predileção pelas regiões cérvico-cefálica ou temporo-masseterial (Figura 7). Aproximadamente 20% das grandes malformações faciais estão associadas a anomalias venosas intracranianas que se desenvolvem de forma assintomática [18].

Os hemangiomas hepáticos, os hemangiomas vertebrais, os quistos ósseos aneurismáticos e os cavernomas cerebrais pertencem à família das malformações venosas.

Os cavernomas cerebrais são verdadeiros angiomas venosos patológicos, enquanto os "angiomas venosos", uma designação incorrecta, são anomalias venosas cerebrais assintomáticas. Os angiomas vertebrais são venosos e gordos nas formas assintomáticas e capilares-venosos nas formas agressivas [2].

b.1. Histologia

São constituídas por veias anómalas, algumas das quais têm paredes desprovidas de células musculares lisas "alfa-actina positivas". Formam uma rede complexa de cavidades venosas de paredes finas [2].

b.2. Apresentação clínica e complicações :

A DV não apresenta um surto progressivo propriamente dito, mas aumenta progressivamente desde o nascimento até à idade adulta, como se os seus elementos constituintes se desenvolvessem um após o outro [2].

Os episódios caraterísticos de trombose são responsáveis por ataques dolorosos que duram quinze dias, progredindo para uma transformação fibrosa e calcificada [2].

Os flebólitos são os estigmas. O processo trombótico é a consequência do consumo intravascular localizado (CIL) no interior da malformação [2].

Ao contrário da síndrome de Kasabach-Merritt, este processo poupa relativamente as plaquetas. É devido a um defeito na libertação do ativador endotelial da fibrinólise, combinando um aumento dos produtos de degradação da fibrina com uma diminuição do fibrinogénio [2].

Os hematomas espontâneos são mais raros e secundários a perturbações da coagulação. O fenómeno de LIC pode ser complicado por consumo intravascular disseminado (DIC) levando a uma hemorragia maciça. A hemorragia ocorre após a malformação ter sido atacada por uma lesão, uma alteração do perfil hormonal (gravidez, uso de contraceptivos) ou uma cirurgia inadequada [2].

A distensão venosa progride ao longo da vida e é responsável por danos estéticos, funcionais e psicológicos [2].

A extensão da forma temporomasseterina para o pavimento da boca pode levar a problemas ortodônticos. O envolvimento da órbita (através da fissura orbital inferior) e do espaço faringolaríngeo é acompanhado, respetivamente, por exoftalmia de esforço (devido ao inchaço das bolsas venosas intra-orbitárias extra-cónicas) e dispneia [2].

Localizada no trato aero-digestivo, a VD é responsável pela apneia do sono.

A forma órbito-palpebral causa exoftalmia ao esforço, que eventualmente leva à ambliopia [2].

A DV lingual grande e incapacitante leva à desoclusão.

As DV dos membros e do tronco são geralmente bem toleradas na infância. No entanto, à medida que progridem, são acompanhadas por uma série de sinais funcionais que interferem com os movimentos normais. Por vezes, afectam todo um segmento do membro e assumem proporções consideráveis.

Localizada nos membros inferiores, a amiotrofia secundária e a atitude em equino constituem uma desvantagem para a marcha. São muitas vezes confundidas erradamente com a síndrome de Klippel-Trenaunay [2].

A DV do joelho é responsável por hemartroses recorrentes em casos de extensão intra-articular, levando à impotência funcional.

Localizadas no dedo, as bolsas azuladas e frias são por vezes difíceis de esvaziar com a compressão manual. Os flebólitos deformam os dedos e até a palma da mão. Provocam danos funcionais consideráveis [2].

A DV vulvar é rara mas sintomática, com dispareunia e dismenorreia. Aumenta de tamanho durante a menstruação ou a gravidez como resultado da hiperpressão venosa mecânica e do aumento do volume sanguíneo pélvico. A trombose dolorosa acompanha o seu desenvolvimento [2].

Junto ao mamilo, a malformação impede o desenvolvimento do órgão de lactação [2].

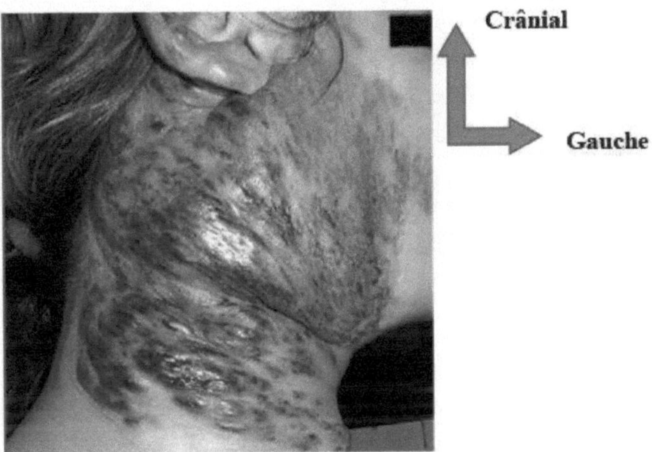

Figura 7: Malformação venosa cervicofacial. As bolsas venosas superficiais são azuis e incham com a inclinação [2].

b.3 Imagiologia
Ultrassom :

Apresenta lagos líquidos por vezes associados a estruturas venosas periféricas dilatadas e sinuosas. Estes lagos apresentam fluxos muito lentos que são muitas vezes imperceptíveis mesmo com um Doppler muito sensível. A pesquisa de movimentos de líquido é facilitada por movimentos de compressão minados pela sonda de ultra-sons, permitindo ver as Iogettes a esvaziarem-se e a encherem-se de líquido. No modo B, a descoberta de um flebolito (imagem de calcificação compacta dentro da malformação) é muito típica [21].

RESSONÂNCIA MAGNÉTICA :

A natureza geralmente infiltrativa das malformações venosas sugere que a RM deve ser efectuada para avaliar a extensão profunda (intramuscular, intra-articular, intra-perineal, etc.) e as relações com os órgãos vizinhos [21].

Esta avaliação é essencial se for planeado um tratamento cirúrgico. As imagens devem ser adquiridas em pelo menos dois planos espaciais (axial/coronal ou axial/sagital) em ponderação T2 com supressão do sinal da gordura: a malformação venosa, devido à sua natureza altamente hidratada, pode ser claramente distinguida das estruturas adjacentes [19-20]. Este é o melhor exame para evidenciar lençóis e bolsas com hipersinal em T2 [21].

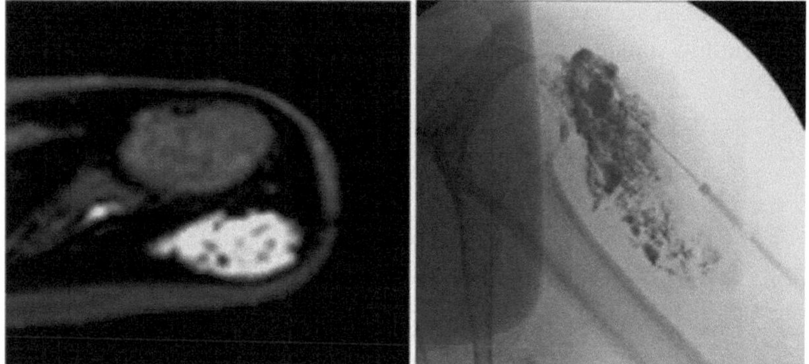

Figura 8: RMN T2: malformação venosa no ombro esquerdo antes e depois da esclerose [19].

c. Malformações císticas linfáticas

Trata-se de malformações congénitas hemodinamicamente inactivas, constituídas por vasos linfáticos anormais e quistos de morfologia variável. Geralmente aparecem na primeira infância, mas às vezes são diagnosticadas no período pré-natal por ultrassom [20]. São classicamente divididas em malformações linfáticas :

- Microcística (forma tecidular), constituída por quistos com menos de 2 cm^3
- ^{3} Macrocística (forma cística) formada por quistos com mais de 2 cm - E mista [20].

A forma quística apresenta-se como uma tumefação dura, renitente, bem delimitada, localizada preferencialmente nas regiões cérvico-encefálica e axilar (Figura 9). Os macrocistos são frequentemente múltiplos e comunicantes. A pele é normal, sem aumento de calor [20].

A forma tecidular apresenta-se como uma mancha infiltrativa mal definida na pele ou na mucosa, coberta por vesículas translúcidas ou enegrecidas. Ocorre preferencialmente na face ou nos membros proximais [20].

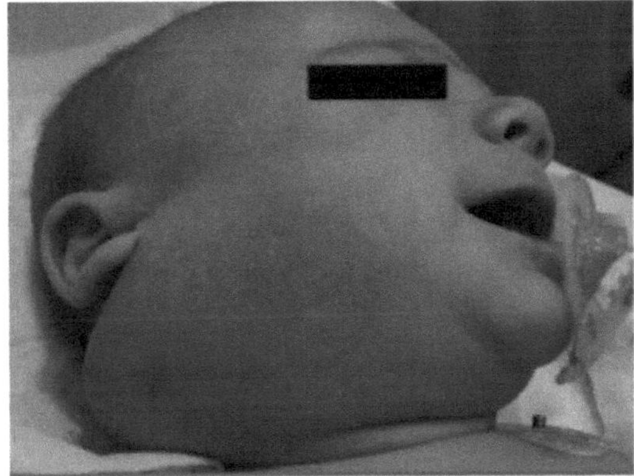

Figura 9: Malformações linfáticas macrocísticas cervicofaciais [22].

c.1. Histologia :

O MLK cístico e o MLK tecidular têm a mesma origem. Durante a embriogénese, uma anomalia na formação dos sacos linfáticos dá origem à forma quística, predominantemente na região cervical. Uma anomalia no desenvolvimento dos vasos linfáticos primitivos dá origem à forma tecidular. A proliproliferação dos vasos linfáticos deve-se a vários factores. O aumento da secreção de VEGF-C (fator de crescimento endotelial vascular-C), um recetor seletivo dos factores de crescimento dos vasos linfáticos, é um fator neoangiogénico. O mesmo se aplica ao b-FGF (fator básico de crescimento de fibroblastos) sintetizado pelas células endoteliais dos vasos linfáticos anormais [20, 22].

c.2. Evolução, formas clínicas :

A gravidade da MLK depende essencialmente do tipo e da localização da doença [20].

As malformações linfáticas macrocísticas são os MLKs mais comuns (cerca de 90%). Tendem a desenvolver-se em recidivas

resposta inflamatória a uma infeção ou trauma intercorrente [20].

A transformação hemorrágica intracística é uma complicação clássica. O inchaço é doloroso, eritematoso, quente e compressivo. Alguns MLKs de grandes dimensões têm uma extensão mediastínica potencialmente perigosa. O tamanho real do tumor é frequentemente subestimado apesar da avaliação radiológica [20].

Alguns cistos progridem subitamente durante a infância e a puberdade, quando a malformação atinge seu tamanho final. Raramente, regridem espontaneamente durante a cicatrização fibrosa de um foco inflamatório ou infecioso [20].

As malformações linfáticas microcísticas são geralmente sem repercussões clínicas para além das estéticas, podendo ocasionalmente complicar episódios inflamatórios, superinfecções ou hemorragias [20].

Alguns locais apresentam danos funcionais e vitais:

- O MLK oral é responsável por macroglossia, deformidade mandibular devido a infiltração óssea e até prognatismo, acompanhado por perturbações da articulação dentária. São comuns a exsudação, o sangramento e a superinfeção das vesículas orais;

- O MLK laríngeo corre o risco de sofrer de dificuldade respiratória e disfagia;

- O MLK orbital causa deficiência visual [20].

c.3 Imagiologia :

As suas caraterísticas são semelhantes às das malformações venosas. A sua imagiologia baseia-se numa combinação de ecografia e RMN, estando esta última reservada para localizações infiltrativas, particularmente craniocervicais e mediastínicas, e para mapeamento pré-operatório. No entanto, há uma série de caraterísticas especiais [20]:

- Formas macrocísticas e microcísticas: nas formas microcísticas, os quistos são muito pequenos (submilimétricos) e o componente carnoso (paredes do quisto) predomina sobre o contingente fluido.

- As imagens revelam uma massa bastante compacta com :

o presença de vasos finos nas paredes do quisto;

o presença frequente de níveis de detritos líquidos no interior dos quistos Evidência de hemorragia intra-lesional;

o ausência de veias dilatadas ou tortuosas na vizinhança [2].

Ultrassom :

Os linfomas macrocísticos são multiloculares com partições de espessura variável. O conteúdo é geralmente anecoico, mas torna-se ecogénico em caso de hemorragia ou infeção (Figura 10). Os linfomas microcísticos são ecogénicos devido às numerosas interfaces que atravessam [23].

RESSONÂNCIA MAGNÉTICA :

A ML apresenta um sinal hipointenso em T1 e um sinal hiperintenso em T2 com trabéculas hipointensas correspondentes às partições fibrosas. Um sinal hiperintenso em T1 e níveis líquido-líquido podem ser observados no caso de conteúdo hemorrágico ou lipídico (Figura 11). Ao contrário da VM, o lúmen não capta o contraste [23].

Outros métodos de imagiologia :

A arteriografia, a flebografia e a linfografia não contribuem para o diagnóstico.

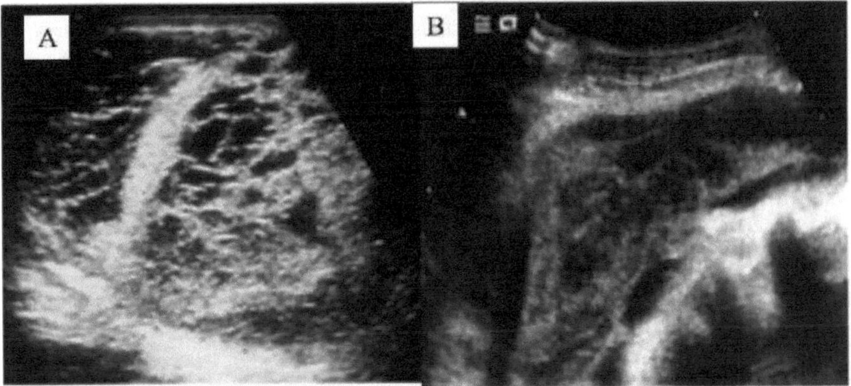

Figura 10: Massa quística multicompartimental (A) complicada por um hematoma intracístico (B) [24].

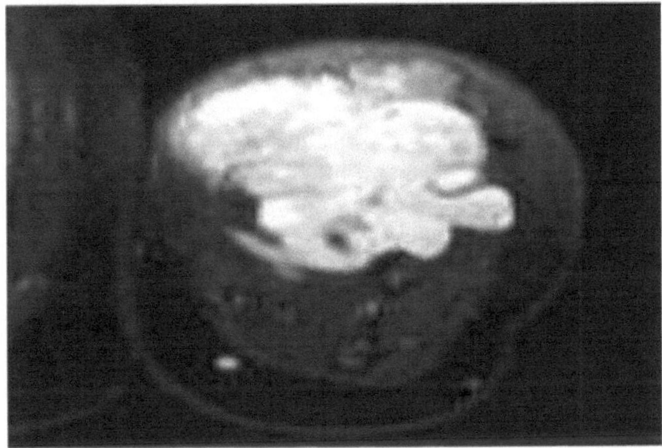

Figura 11: RMN sequência T2, malformação linfática do braço esquerdo [23].

1.6.2. Malformação vascular de fluxo rápido

a. Malformações arteriovenosas :

As malformações arteriovenosas (MAV) são as malformações mais perigosas porque são hemodinamicamente activas, com um agravamento por vezes dramático. São difíceis de tratar.

Existem duas categorias:

- Fístula arteriovenosa, congénita ou pós-traumática, que consiste numa derivação entre uma artéria e uma veia;
- A malformação arteriovenosa propriamente dita compreende um nidus com

múltiplos shunts arteriais e venosos.

Estas MAVs superficiais podem envolver todas as áreas da pele sem predominância de género, sendo importante fazer o diagnóstico clinicamente para evitar procedimentos inoportunos ou inapropriados que podem levar a um aumento secundário do tamanho da malformação [25].

a.1. Caraterísticas clínicas

As MAV são malformações vasculares raras e graves. As lesões estão presentes ao nascimento em 40% a 60% dos bebés e surgem na infância em cerca de 30% dos casos. Localizam-se mais frequentemente na região cefálica (Figura 12), afectando preferencialmente a cabeça e o pescoço, possivelmente por razões embriológicas [26].

Em 1990, a Sociedade Internacional para o Estudo das Anomalias Vasculares (ISSVA) definiu uma escala de gravidade, também conhecida como "estadiamento de Schobinger", para classificar as MAV em diferentes estádios de gravidade crescente [12] :

- **A fase I** é uma fase dormente em que a MAV é assintomática e quiescente. Durante esta fase, o angioma pode ser completamente invisível ou assumir a aparência de uma mácula eritematosa que simula um angioma plano ou um hemangioma involutivo. O diagnóstico é por vezes corrigido pela palpação de um frémito, auscultação de um sopro ou mesmo pela simples perceção de um aumento do calor local, que levantam a suspeita de uma malformação de alto fluxo. Esta fase é mais frequentemente observada na infância e adolescência, mas pode persistir ao longo da vida [12].

- **A fase II** é uma fase de expansão. As alterações físicas e hormonais inerentes à puberdade e mesmo à gravidez são frequentemente descritas como os principais factores de desenvolvimento desta fase. No entanto, alguns traumatismos acidentais ou iatrogénicos, nomeadamente tratamentos com laser, ligaduras de artérias alimentadoras, embolização arterial incompleta ou excisão parcial da malformação, podem também precipitar a transição para esta fase. Mais raramente, a condição é agravada por episódios trombóticos ou infecciosos. As lesões vasculares escurecem e aumentam de tamanho, distorcendo o tegumento e invadindo estruturas mais profundas. O diagnóstico é efectuado com base nos mesmos sinais, muitas vezes mais significativos, que na fase inicial [26] ;

- **O estádio III** corresponde à fase de destruição em que, para além das caraterísticas do estádio II, se verificam alterações tegumentares como necrose espontânea e ulcerações crónicas, que são fonte de dor e hemorragia. Esta destruição cutânea está por vezes também associada a lise óssea [26].

- **O estádio IV** caracteriza-se pelo aparecimento de insuficiência cardíaca devido à má tolerância ao aumento do fluxo sanguíneo no interior da malformação, resultando em hemodistorção. Este estádio é, de facto, extremamente raro, afectando apenas 1 a 2% dos doentes [26].

a.2. Fisiopatologia

Ao contrário das fístulas arteriovenosas, em que existe apenas uma única zona de shunt entre uma artéria e uma veia, as MAV são compostas por múltiplos shunts constituídos por estruturas arteriovenosas que formam um nidus alimentado por várias artérias e drenando para várias veias. Este aspeto explica em grande parte as dificuldades terapêuticas encontradas na tentativa de tratar estas malformações. A génese das MAV é atualmente explicada por um defeito na regressão dos plexos retiformes primitivos numa fase precoce do desenvolvimento embrionário. Esta teoria explica porque é que as MAVs são mais frequentes na região da cabeça e pescoço, afectando principalmente as bochechas e as orelhas, que apresentam a maior relação "superfície/volume" durante o período embrionário [26].

As hipóteses relativas aos mecanismos biológicos da formação de MAV favorecem atualmente um défice nas vias de apoptose e a desregulação dos sinais de diferenciação vascular. Além disso, embora a maioria das MAVs ocorra esporadicamente e não seja hereditária, foi recentemente demonstrado que certas síndromes, como a síndrome de malformação capilar e arteriovenosa, estão diretamente ligadas a uma mutação genética [26].

a.3. Diagnóstico clínico

O diagnóstico de MAV é mais frequentemente suspeitado clinicamente na presença de uma tumefação cutânea e/ou subcutânea vermelha com sinais de atividade hemodinâmica: aumento do calor local, palpitações, sopro auscultatório ou sopro detectado por Doppler portátil. Outras condições, sinais de uma fase mais avançada, devem igualmente conduzir a um diagnóstico: dor significativa ou invulgar no angioma, episódios de hemorragia ou ulceração, hipertrofia muscular ou óssea localizada que ateste a hipervascularização regional. Os principais diagnósticos diferenciais discutidos nas fases iniciais são uma malformação vascular de baixo fluxo, um hemangioma, que também apresenta sinais de atividade hemodinâmica durante a sua fase de crescimento, ou ainda uma neoplasia, nomeadamente um angiossarcoma vascular. Quando localizada no membro inferior, a malformação pode também assemelhar-se ao sarcoma de Kaposi [23].

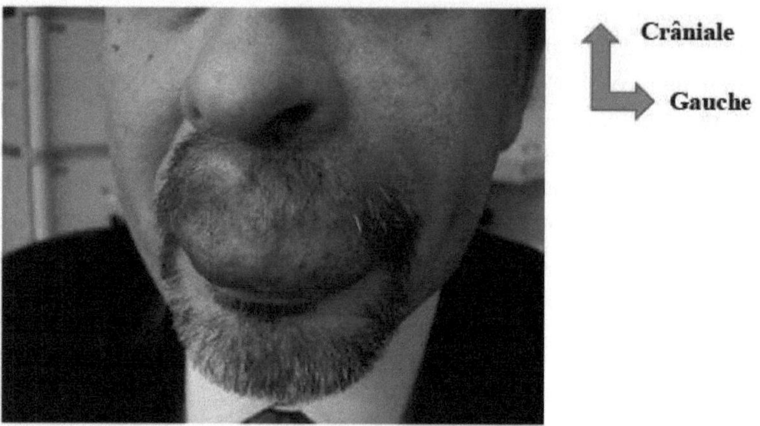

Figura 12: Malformação arteriovenosa do lábio superior: tumefação vermelha, quente e latejante [2].

a.4. Histologia: [15]

A lesão é mal definida. É constituída por vasos de dimensões muito variadas, de forma ovoide ou ligeiramente irregular, regularmente dispersos nos tecidos. As suas paredes são frequentemente relativamente finas em relação ao diâmetro do lúmen e variam de espessura de um ponto a outro da circunferência.

A melhor forma de o analisar é através da coloração do tecido elástico. Alguns vasos têm uma estrutura arterial ou venosa. Outros são difíceis de classificar, com uma arquitetura elástica quase ausente ou com um aspeto intermédio entre artéria e veia.

São observadas comunicações diretas entre vasos arteriais e veias. As MAVs também incluem um componente capilar, que por vezes é significativo, e podem ter um aspeto lobulado que lembra um pouco os hemangiomas infantis. Noutros casos, o aspeto pode ser o de um angiolipoma, como no caso dos tumores e malformações vasculares, classificação anatomopatológica e imagiologia 277.

Podem ser observadas mitoses no componente capilar.

Em casos raros, existem vasos dilatados na superfície com paredes muito finas, o que pode sugerir fibrose quística. No entanto, nunca formam uma rede de anastomoses tão complexa ou dissecam os tecidos. Finalmente, as MAV estão frequentemente associadas a uma fibrose colagénica bastante significativa.

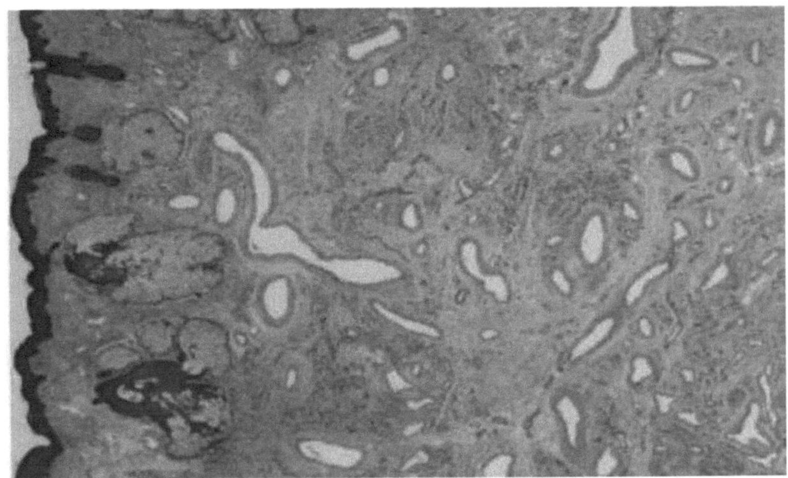

Figura 13: Malformação arteriovenosa nasal: presença de vasos de paredes espessas, de espessura proporcional ao seu lúmen, em número anormal, distribuídos na derme. Notar a presença de um componente de pequenos vasos [27].

a.5. Caraterísticas biológicas :

Recomenda-se a realização de um teste de hemostase em casos de envolvimento venoso, devido ao risco de coagulopatia, particularmente em casos de malformações venosas extensas [28].

Os níveis de D-dímero plasmático, plaquetas e fibrinogénio devem ser consultados e a data da amostragem deve ser anotada. Recomenda-se a determinação dos níveis plasmáticos de D-dímero e fibrinogénio como parte do trabalho inicial para o tratamento de malformações venosas extra-trunculares extensas (nível de recomendação 1 C, consenso da União Internacional de Flebologia 2013) [28].

Uma vez que é possível a ocorrência de fenómenos de coagulação intravascular localizada, recomenda-se a realização dos seguintes ensaios na monitorização de malformações venosas extensas ou de alto risco, ou como medida pré-terapêutica para procedimentos invasivos:

- Hemograma: hemoglobina, plaquetas,
- D-dímero quantitativo,
- Fibrinogénio,
- Produto de degradação da fibrina ou monómeros de fibrina,
- TP, TCA [8].

a.6 Imagiologia :

A avaliação radiológica é essencial não só para confirmar o diagnóstico, mas

também para definir a extensão da lesão e suas caraterísticas hemodinâmicas, que determinam em grande parte o prognóstico e as opções de tratamento [26].
A ecografia com Doppler e a ressonância magnética (RM) são os dois exames radiológicos que se complementam na caraterização das MAVs [26].

Ultrassom Doppler

É frequentemente efectuado como procedimento de primeira linha. Confirma frequentemente o diagnóstico de MAV. O Doppler pulsado mede os índices de resistência e estabelece uma avaliação comparativa das taxas de fluxo (nas formas das extremidades), bem como identifica os pontos de fístula. É também utilizado para monitorizar a doença e detetar crises subclínicas. Pela sua própria natureza, este exame é dependente do operador. Também é limitado quando as lesões são profundas, de difícil acesso e/ou localizadas perto ou infiltrando estruturas ósseas ou aéreas [29,30].

Embora não ofereça a mesma capacidade de visualização dos fluxos em tempo real que a ecografia Doppler, a RM é também um exame muito útil para explorar as MAV. Oferece uma visão óptima das estruturas vasculares da malformação e das suas relações anatómicas com os órgãos adjacentes e profundos. Fornece uma visão objetiva do fluxo rápido, que é frequentemente acompanhado por áreas sem sinal, reflectindo um fluxo sanguíneo rápido e turbulento. As taxas de fluxo também podem ser exploradas usando o modo gradiente-eco, o equivalente a imagens ponderadas por fluxo [29,30].

O ecodoppler (ED) é o exame de base para qualquer suspeita de anomalia vascular. Na população pediátrica, este exame é ainda mais útil, uma vez que não necessita de sedação (como é por vezes o caso da RMN, que requer uma imobilidade rigorosa, difícil de obter sem sedação, consoante a idade da criança). A DE é, portanto, muitas vezes o único exame complementar em crianças que não apresentam sinais de gravidade, até que tenham idade suficiente para se submeterem a outros exames [29,30].

A análise em modo B pode ser utilizada para diferenciar tumores vasculares de malformações vasculares e para determinar em que plano a malformação está localizada (subcutâneo, muscular) [29,30].

A análise Doppler pode diferenciar entre malformações de "fluxo lento" e "fluxo rápido" com a presença de um shunt arteriovenoso (AVS). Por vezes, pode ser utilizada para identificar a artéria aferente principal e a(s) veia(s) de drenagem. O calibre da artéria aferente (aumentada a montante da MAV) é um dos parâmetros importantes para a monitorização das MAV. O espetro Doppler é caracterizado por um fluxo sistolo-diastólico rápido com baixa resistência (velocidade sistólica de pico elevada e fluxo diastólico permanente, reflectindo o efeito de shunt). Medição objetiva do fluxo (ml/min) na artéria principal a montante da

O fluxo da MAV é comparado com o fluxo da mesma artéria contralateral, quando possível, e permite estimar o fluxo atribuível à MAV. O fluxo venoso nas veias de drenagem será anormalmente pulsátil e "arterializado" [29,30].

Estas caraterísticas são utilizadas tanto no diagnóstico inicial como no seguimento, representando elementos objectivos na avaliação da evolução da malformação ou do efeito de uma eventual embolização. A principal limitação da exploração da DE é a sua natureza operador-dependente e a necessidade de conhecimentos específicos por parte do médico vascular com uma visão integradora da clínica para que a melhor conduta possa ser discutida numa consulta multidisciplinar [29].

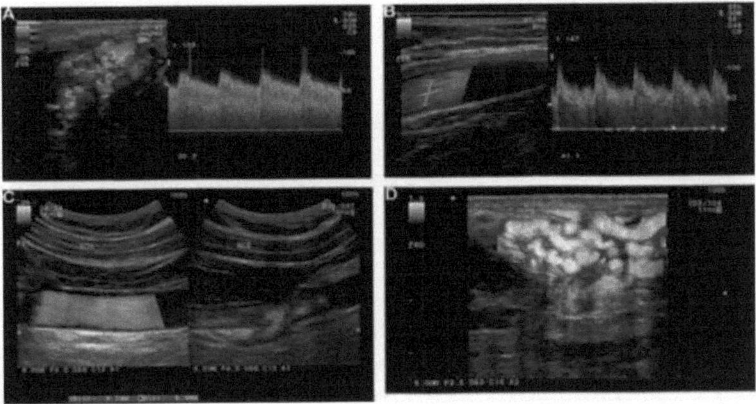

Figura 14: Fluxo sistolo-diastólico rápido com baixa resistência (A) dentro da MAV e (B) dentro da artéria aferente. C. Diferença de diâmetro entre a artéria aferente [30].

RESSONÂNCIA MAGNÉTICA :

Identifica igualmente zonas de hemorragia ou de trombose manifestadas por um hipersinal ponderado em T1. A presença de um sinal de gordura no interior da lesão, a atrofia muscular e a ausência de edema peri-lesional excluem o diagnóstico diferencial de tumor. Por outro lado, é por vezes possível retificar o diagnóstico perante uma lesão que é vascular na periferia mas sólida no centro, o que deve levar à discussão de uma biopsia cirúrgica. Por vezes, é necessária uma anestesia geral para que esta seja efectuada corretamente em crianças pequenas. A RMN é frequentemente um complemento necessário à exploração por ultra-sons. A RM pode ser utilizada para avaliar a morfologia da MAV como um todo e para estimar a sua extensão e impacto nos planos profundos e nas estruturas vizinhas (invasão muscular e óssea, etc.). As sequências dinâmicas podem ser utilizadas para realçar a localização exacta do(s) shunt(s) arteriovenoso(s) [26].

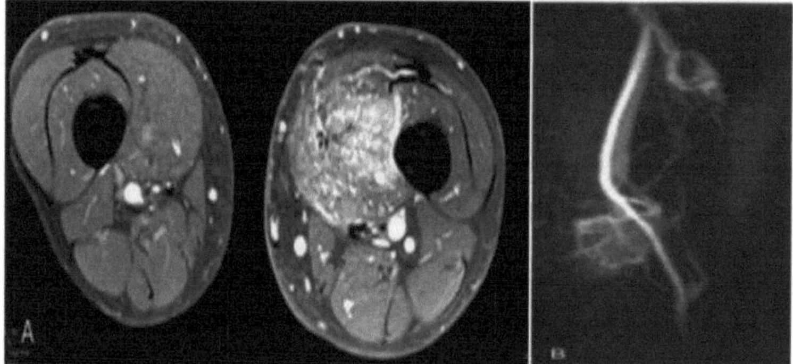

Figura 15: MAV da coxa esquerda

A. RMN T2, secções axiais das coxas mostrando uma estrutura hipervascularizada intramuscular da coxa G;

B. Reconstrução angio-RM da coxa G mostrando o nidus alimentado pela artéria femoral superficial; o realce venoso precoce é evidência do shunt arteriovenoso [31].

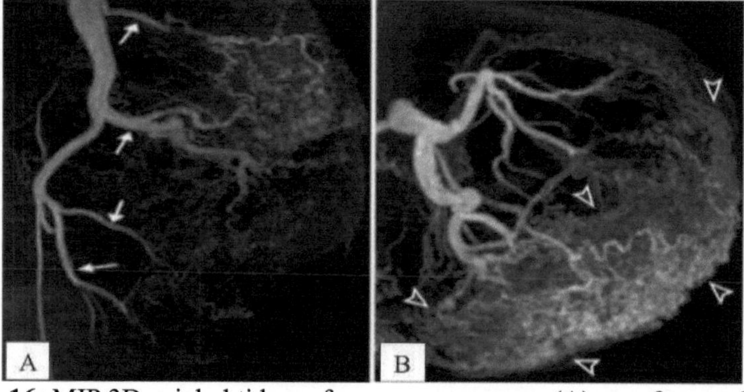

Figura 16: MIP 3D axial obtido na fase venosa precoce (A) e na fase tardia (B) mostrando uma MAV femoral com um nidus [32].

CT :

É realizada com injeção de meio de contraste, visualiza a malformação e é útil para determinar a sua extensão esquelética ou visceral. É intrinsecamente limitada para a exploração dos tecidos moles e do fluxo sanguíneo.

Além disso, as suas propriedades ionizantes dificultam a repetição dos exames necessários para o acompanhamento das crianças. Por estas razões, este exame não é atualmente a opção preferida para a exploração de MAVs [26].

Arteriografia :

Foi mais frequentemente necessária para a avaliação inicial da doença e os avanços na RMN evitam frequentemente a necessidade de arteriografia diagnóstica. É essencial para planear um tratamento agressivo por embolização ou cirurgia. A técnica de arteriografia envolve a punção arterial percutânea, geralmente na artéria femoral, com inserção de um cateter. Deve incluir a cateterização selectiva dos vários ramos arteriais [26].

Os sinais radiológicos são a dilatação das artérias aferentes confluentes no coração do nidus, excluindo os territórios adjacentes, e uma circulação muito rápida com retorno venoso imediato no tempo arterial do arteriograma.

Embora este exame continue a ser essencial para procedimentos terapêuticos, a sua função exploratória está atualmente a ser ultrapassada pela angiografia por RM, que caracteriza cada vez melhor as artérias de alimentação e as veias de drenagem, mas com uma definição atualmente inferior à da angiografia por cateter verdadeiro [26].

Ecocardiografia :

Este exame é realizado sistematicamente quando é diagnosticada uma MAV de alto fluxo. É usado para procurar qualquer repercussão cardíaca, o que indicaria a necessidade de tratamento intervencionista [8].

a.7. Gestão terapêutica

O tratamento das MAVs é problemático porque o risco de descompensação da malformação é grande. O tratamento incompleto leva quase sistematicamente à recorrência e, muitas vezes, ao agravamento da doença [23].

É por isso que, exceto em casos excepcionais, o tratamento invasivo é geralmente evitado durante a fase quiescente da doença. Esta abstenção de tratamento é acompanhada de conselhos preventivos destinados a reduzir o risco de progressão [23].

As medidas habitualmente recomendadas são a abstenção de actividades desportivas ou profissionais que envolvam risco de traumatismos violentos ou repetidos. É efectuado um acompanhamento clínico e radiológico cuidadoso da MAV [23].

A decisão terapêutica é mais frequentemente tomada com base em critérios clínicos do que no perfil evolutivo radiológico [23].

Existem dois tipos de tratamento:

❖ **Tratamento endovascular :**

Este tratamento está indicado em adultos porque muitos dos riscos estão relacionados com traumatismos ou imaturidade vascular [23].

As principais indicações são: um aumento extremo da dor, o aparecimento de uma ulceração, uma MAV que se tornou hemorrágica ou uma extensão significativa e rápida da malformação. Por outro lado, um pequeno surto, por exemplo secundário a um traumatismo, pode ser apenas temporário e regredir em alguns meses. Portanto, nem sempre é uma indicação para cirurgia imediata

[23].

Nestes casos difíceis, é por vezes necessário esperar para ver e organizar um acompanhamento ainda mais cuidadoso com reavaliações fotográficas e Doppler [23].

❖ **Tratamento convencional :**

Quando é tomada a decisão de operar, o procedimento frequentemente combina embolização e remoção cirúrgica completa da MAV, dependendo da localização; quanto mais superficial a MAV, maior a necessidade de remoção da pele [26].

A principal exceção a esta regra é o caso excecional de tratamento sintomático, de uma hemorragia, por exemplo, em que um procedimento endovascular é suficiente [26].

A embolização reduz a hemorragia intra-operatória, preparando para uma melhor ressecção cirúrgica. A ligadura ou embolização proximal das artérias aferentes é ineficaz e perigosa. Elas fecham as vias de acesso à malformação e aumentam a sua rede de colaterais. Várias técnicas de embolização têm sido discutidas [26].

A via endovascular é sempre a preferida, mas é por vezes limitada pela impossibilidade de atingir corretamente a área a embolizar. A punção direta da malformação, efectuada após identificação angiográfica, permite um acesso mais rápido e fiável à zona a tratar, mas comporta o risco de extravasamento ou reação de corpo estranho no interior da MAV [26].

São utilizados vários produtos esclerosantes. O etanol continua a ser a molécula mais eficaz, mas a sua toxicidade limita as doses injectáveis a 1 ml/kg de peso em adultos, com uma dose máxima mais baixa em crianças (geralmente menos de 0,5 ml/kg em crianças mais velhas). As colas biológicas e as micropartículas são também frequentemente utilizadas [26].

Quando é decidida, a remoção cirúrgica é radical, de tipo carcinológico. É por vezes precedida da colocação de expansores cutâneos para otimizar a reconstrução. Uma dissecção cuidadosa permite poupar ao máximo os retornos venosos. A técnica da cirurgia reconstrutiva é discutida caso a caso [26].

b. Formas sindrómicas :

Por vezes, as MAV são apenas parte de uma doença subjacente, estando depois associadas a anomalias sistémicas.

Foram identificadas várias síndromes. O reconhecimento precoce destas síndromes é um passo necessário, uma vez que as anomalias a elas associadas determinam o prognóstico e influenciam o tratamento [26].

b.1. Síndrome de Bonnet-Duchaume-White (Wyburn-Mason)

A síndrome de Bonnet-Duchaume-Blanc (BDB) foi relatada pela primeira vez por Bonnet e a sua equipa em 1937, e depois reproduzida na literatura de língua inglesa por Wyburn 6 anos mais tarde [26].

Esta síndrome não hereditária combina o envolvimento mesencefálico, uma malformação da retina ipsilateral e uma MAV em fase quiescente, por vezes inconstante, que pode estar localizada quer num território trigeminal quer numa posição centrofacial. Os sinais clínicos neurológicos incluem défices neurológicos focais progressivos, dependendo do território em que a malformação está localizada, epilepsia, cefaleias e, mais raramente, atraso psicomotor [26].

Estes sintomas indicam sofrimento cerebral devido a congestão venosa ou hemorragia. Podem estar presentes lesões maxilofaciais que provocam deformações faciais, alterações do crescimento ósseo maxilofacial e, no caso de lesões maxilomandibulares intra-ósseas, hemorragias orais graves. Os sintomas visuais resultam de malformações arteriovenosas da retina e dependem do tamanho e da localização das malformações (retina, nervo ótico, quiasma) [26].

O BDB é o resultado de uma anomalia na organogénese. A ligação entre estas lesões da mesma natureza angioarquitectural, mas de localização diferente, é explicada pela origem regionalizada das células das paredes vasculares da região cefálica e pela sua migração. A malformação vascular da retina é identificada pelo exame de fundo de olho [26].

A RMN é utilizada para diagnosticar e caraterizar todas as lesões. A arteriografia cerebral identifica a possibilidade de embolização, que é particularmente problemática nesta localização [26].

b.2. Síndrome de Parkes-Weber

A síndrome de Parkes-Weber ou síndrome angio-osteohipertrófica (AOH) é uma síndrome vascular óssea congénita caracterizada pela presença de uma malformação arteriovenosa num membro que afecta o metabolismo ósseo ao estimular o alongamento durante o crescimento [26].

O crescimento excessivo afecta um único osso (principalmente o fémur ou a tíbia) ou, em alguns casos, todo o membro. A discrepância do comprimento dos membros (LLD) torna-se evidente entre a infância e a adolescência. O envolvimento cutâneo da síndrome de Parkes-Weber é uma MAV, mais frequentemente na fase quiescente, mas outras manifestações como a dilatação das veias superficiais, o envolvimento linfático e o aumento dos membros são frequentemente observados [26].

Embora a síndrome de Parkes-Weber seja geralmente esporádica, foi observada uma herança autossómica dominante num pequeno número de famílias. O diagnóstico baseia-se no exame clínico, em radiografias (de preferência na posição vertical para avaliar a MLD e estudar quaisquer alterações na estrutura óssea) e em várias técnicas de mapeamento da malformação [26].

O diagnóstico diferencial inclui displasia venosa, linfedema e tumores ósseos. Durante o período de crescimento na infância, o tratamento da MAV tem como objetivo a correção da MLD. Os procedimentos ortopédicos impedem o alongamento ósseo durante o período de crescimento ou corrigem a MLD nos adultos. Quando decidido, a epifisiodese é efectuada utilizando a técnica menos invasiva possível, geralmente percutânea, com o risco de agravar a deformidade. O alongamento do membro contralateral com a técnica de Ilizarov pode ser encarado em adultos [26].

b.3. Síndrome de malformação capilar e arteriovenosa

A síndrome de malformação capilar e arteriovenosa é uma síndrome hereditária recentemente descrita que associa uma anomalia vascular de alto fluxo a uma malformação capilar [26].

Resulta de mutações no gene RASA1 que codifica uma proteína de sinalização para receptores de factores de crescimento (p120-rasGAP), envolvida na proliferação, migração e sobrevivência das células endoteliais. As malformações arteriovenosas estão localizadas na pele, no osso, no músculo ou no cérebro. A malformação capilar é frequentemente caracterizada por um halo pálido periférico. Foram descritas formas limítrofes com síndroma de Parkes-Weber [26].

b.4. Síndrome de Cobb

A síndrome de Cobb ou angiomatose cutâneo-meningo-espinhal é uma síndrome rara, não hereditária, definida pela associação de malformações arteriovenosas cutâneas e medulares do mesmo metâmero ou segmento espinhal. Também pode haver envolvimento ósseo e/ou muscular. A MAV encontra-se na maioria das vezes numa fase quiescente. Excecionalmente, pode ser substituída por lesões do tipo angioqueratoma, angiolipoma ou linfangioma. Esta síndrome torna-se frequentemente sintomática no início da adolescência, muitas vezes após o aparecimento dos primeiros sintomas neurológicos, atestando um fenómeno de fuga vascular, compressão nervosa, hipertensão venosa ou hemorragia [26].

Estas manifestações neurológicas variam em termos de gravidade, desde perturbações sensoriais e/ou motoras transitórias até à quadriplegia espástica súbita. Dependem também do metamerismo afetado. Outros sinais menos específicos são sugestivos: cefaleias, síndroma meníngeo ou perturbações dos esfíncteres. O envolvimento neurológico é o aspeto mais grave desta síndrome e é importante reconhecê-lo precocemente no caso de qualquer angioma metamérico que possa indicar uma malformação arteriovenosa espinal subjacente. O curso é imprevisível, e as lesões podem permanecer assintomáticas durante muito tempo [26].

1.7.Diagnóstico diferencial

O diagnóstico diferencial destas malformações coloca um verdadeiro problema de diagnóstico com as lesões vasculares de origem tumoral nas crianças [24].

1.7.1. Hemangioma infantil

É o tumor mais frequente nos lactentes (10%), com uma clara predominância do sexo feminino, especialmente nas formas graves (proporção entre os sexos: 5 raparigas/1 rapaz). Surge geralmente após alguns dias ou semanas de vida. Em 95% dos casos regride espontaneamente sem sequelas; a abstenção terapêutica é a regra [24].

Existem três tipos clínicos:

– a forma tuberosa ou superficial corresponde a uma mancha vermelha, proeminente, com uma superfície irregular e bordos afiados, vulgarmente conhecida como angioma em "morango";

– a forma subcutânea (que afecta a derme profunda) apresenta-se sob a forma de um inchaço de consistência firme e elástica, quente mas não palpitante, levantando uma pele saudável ligeiramente azulada ou rosada;

A forma mista combina os dois aspectos: a parte tuberosa desenvolve-se primeiro e a parte profunda aparece alguns meses mais tarde, sobrepondo-se à primeira com uma auréola azulada [24].

A forma superficial regride antes da forma subcutânea [26].

O termo "imaturo" sublinha o potencial evolutivo trifásico [24].

A história natural é estereotipada. ᵉUma fase de crescimento rápido (em área de superfície e volume) entre os primeiros dois meses e os 8 meses é seguida por um período de estabilização, depois uma fase lenta de involução durante vários meses ou mesmo anos (2 a 12 anos) [24].

Por vezes, as sequelas persistem: os hemangiomas cutâneos extensos podem deixar uma cicatriz telangiectásica, enquanto os hemangiomas subcutâneos ou mistos deixam a pele distendida e enrugada [24].

Excecionalmente, o prognóstico funcional ou vital está ameaçado. É necessária uma monitorização atenta durante a fase crítica dos primeiros três meses, uma vez que não há forma de prever uma forma grave no período neonatal [24].

1.7.2. Histologia

Os hemangiomas correspondem a uma proliferação de células endoteliais, uma massa celular que se alimenta e drena através de neocanais vasculares. As células endoteliais expressam certas proteínas como a GLUT1 (também encontrada nas células endoteliais da placenta) [24].

Não estão presentes em malformações vasculares ou hemangiomas congénitos [24].

1.7.3. Apresentação clínica e complicações

São geralmente únicos e não excedem os 3 cm de tamanho. Qualquer que seja a morfologia dos hemangiomas imaturos em bebés, eles são observados em todas as localizações, mas preferencialmente na região cervicofacial (60%) [23].

Algumas destas localizações são particulares, como o hemangioma da ponta do nariz chamado "Cyrano" ou o hemangioma labial "tapir" [23].

1.7.4. Hemangiomas periorificiais (periorais, palpebrais, auriculares, anogenitais):

Os hemangiomas órbito-palpebrais causam ambliopia através da redução da fenda palpebral, compressão do globo ocular ou infiltração do cone orbital e dos músculos oculomotores [24].

A localização labial dificulta a sucção e o aumento de peso nos bebés.

Os hemangiomas do canal auditivo externo são obstrutivos e causam superinfecções (otite externa e otite média) [24].

Do mesmo modo, os hemangiomas da asa nasal causam superinfecções loco-regionais [24].

Os hemangiomas ano-genitais ulceram em contacto com as fraldas e tornam-se frequentemente necróticos [24].

Os hemangiomas cervicais estendem-se por vezes para o trato traqueolaríngeo, causando dispneia e exigindo tratamento de emergência [24].

A necrose é uma complicação clássica do hemangioma com componente tuberoso. De origem iatrogénica ou espontânea, estas ulcerações são muito dolorosas, fonte de superinfeção e hemorragia, por vezes com risco de vida. Deixam uma cicatriz inestética [24].

1.7.5. Hemangiomas viscerais :

São raros e não devem ser procurados sistematicamente na presença de uma localização superficial, uma vez que a grande maioria regride da mesma forma que as formas cutâneas. São mais frequentes na hemangiomatose cutânea miliar difusa [24].

A localização hepática, que pode ser volumosa, manifesta-se por hepatomegalia, perturbações hemodinâmicas e até insuficiência cardíaca [24].

1.7.6. Hemangiomas extensos na superfície ou na espessura :

Representam importante prejuízo estético e funcional. A insuficiência cardíaca é mais freqüentemente observada neste grupo [24].

1.7.7. Síndromes específicas :

Os hemangiomas segmentares estão frequentemente associados a anomalias extracutâneas [24].

A síndrome PHACES inclui anomalias da fossa intracraniana posterior (síndrome de Dandy-Walker), hemangioma facial, malformações arteriais

encefálicas, coartação da aorta, anomalias cardíacas congénitas, anomalias oculares e anomalias esternais [24]. Um hemangioma urogenital é uma anomalia segmentar da zona da fralda (região lombossacra, glútea ou perineal) [24].
É o marcador de uma disrafia que afecta em graus variáveis a coluna lombossacra, o cone medular terminal, os órgãos geniturinários e a região anal. Conhecida como síndrome "PELVIS-SACRAL", o seu diagnóstico é tardio ou difícil devido à sua apresentação clínica invulgar: macular, telangiectásica ou livedoide [24].

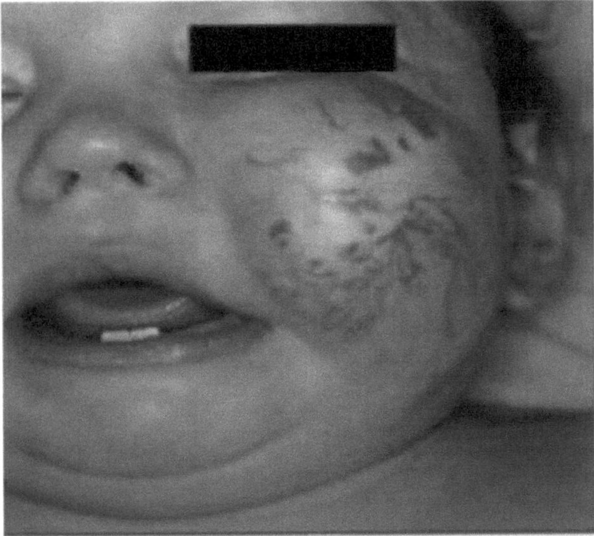

Figura 17: Hemangioma infantil da bochecha esquerda, forma mista [2].

1.8.Outros tumores vasculares infantis
1.8.1. Hemangiomas congénitos :
São excepcionais e apresentam-se de forma diferente dos hemangiomas infantis. Estão completamente desenvolvidos no útero e não crescem após o nascimento. Histologicamente diferentes dos hemangiomas descritos anteriormente, têm grandes veias e vasos linfáticos no seu interior[24].
A sua localização preferencial é o couro cabeludo ou os membros perto de uma grande articulação. Alguns involuem rapidamente no prazo de 6 a 14 meses após o nascimento e são designados por RICH (hemangioma congénito de involução rápida) e outros não involuem, designados por NICH (hemangioma congénito de não involução) [24].
O RICH pode ser clinicamente alarmante, altamente vascularizado e assemelhar-se a um tumor maligno que requer uma biopsia de diagnóstico. O NICH é clinicamente menos impressionante, assemelhando-se a um hemangioma infantil

recidivante [24].

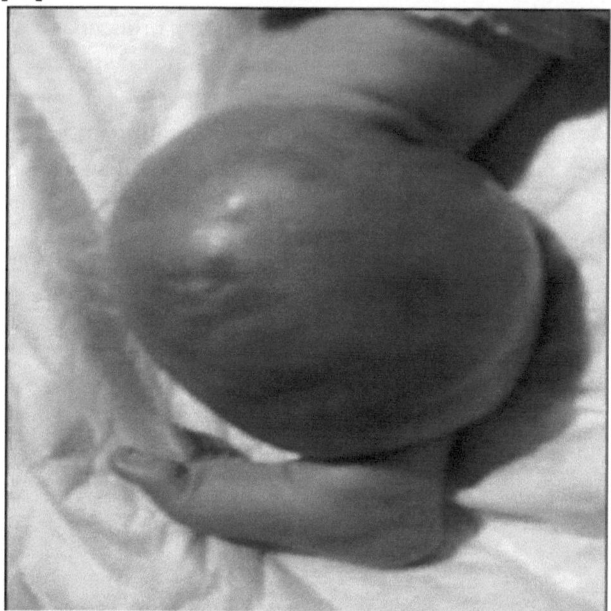

Figura 18: Hemangioma congénito de involução rápida muito grande (RICH) [24].

1.8.2. Hemangiomas em tufos :

São raros, geralmente adquiridos, mas podem ser congénitos, e progridem lentamente. Aparecem como manchas vermelhas ou um tumor arroxeado proeminente [24].

Histologicamente, trata-se de uma dispersão capilar em pequenos tufos, rodeados por um vaso em forma de crescente com um lúmen vazio. Estes hemangiomas podem estar associados à síndrome de Kasabach-Merritt, com uma transformação pseudo-inflamatória e o aparecimento de trombocitopenia sequestrante [24].

1.8.3. Hemangioendotelioma kaposiforme

Este tumor vascular raro aparece como uma infiltração nodular do tecido subcutâneo. Está muito frequentemente associado à síndroma de Kasabach-Merritt.

É clinicamente semelhante ao hemangioma em tufos (embora as lesões primárias sejam mais infiltrativas) e são atualmente considerados como uma entidade única [24].

Síndrome de Kasabach Merritt ou "síndrome do tumor infantil". Esta transformação pseudo-inflamatória rara, associada a uma trombocitopenia importante e a uma coagulopatia induzida por medicamentos, afectava indiscriminadamente os hemangiomas infantis clássicos. No entanto, os hemangiomas de risco não expressam o marcador glut-1 e estão, portanto, associados a tumores vasculares do tipo hemangioma em tufos ou hemangioendotelioma kaposiforme [24].

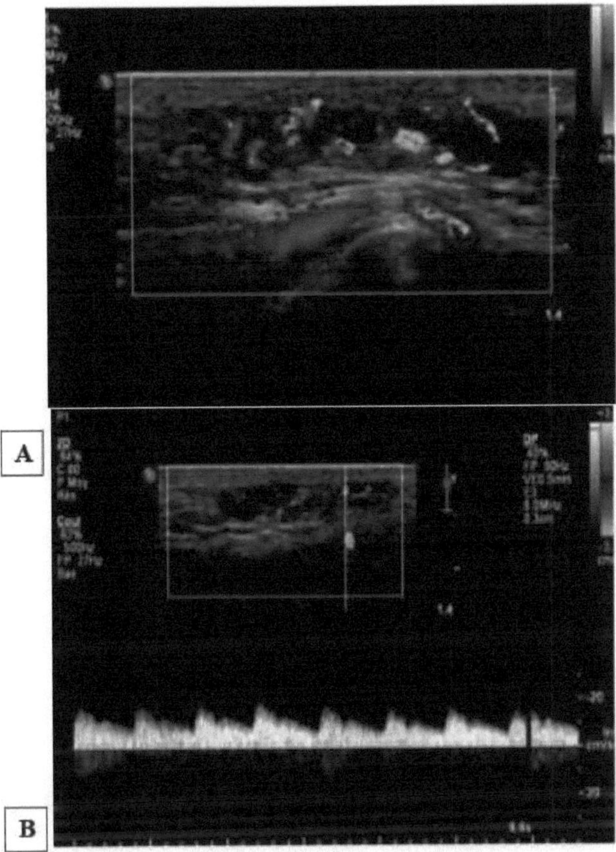

Figura 19: Hemangioma infantil [24].

inchaço delimitado por hipervascularização
A) Fluxo arterial de baixa resistência com índice de resistência próximo de 0,5.

42

2. O NOSSO ESTUDO

2.1. Tipo e período de estudo

Trata-se de um estudo descritivo, realizado em dezembro de 2022, de um caso de malformação arteriovenosa diagnosticado no serviço de imagiologia médica e tratado pelo serviço de cirurgia torácica e cardiovascular.

2.2. Ambiente e local de estudo

O nosso estudo foi efectuado no serviço de imagiologia médica do Hospital de Mali. [emeo]Este hospital é uma estrutura hospitalar de 3 referências criada pela Lei N 010 de 20 de maio de 2010. É um produto da cooperação sino-maliana, inaugurado em 2010 e abriu as suas portas em setembro de 2011. [o]De acordo com a lei N 10010 de 20 de maio de 2010, o hospital do Mali é um hospital público (EPH). Tem personalidade jurídica e autonomia financeira. A sua missão é participar na implementação da política nacional de saúde. Para o efeito, é responsável por :

> Diagnosticar e tratar os doentes e os feridos, as grávidas e as crianças;

> Tratamento de emergências e encaminhamentos;

> Participar na formação inicial e contínua dos profissionais de saúde;

> Realização de investigação no domínio da medicina.

Está situada na margem direita do rio Níger, no bairro de Missabougou, na comuna VI do distrito de Bamako.

> **Infra-estruturas :**

O serviço dispõe de uma zona de receção dos doentes.

Três salas de raios X, incluindo (01) uma sala telecomandada e (02) duas salas de raios X ósseos e pulmonares, uma sala digital para processamento de imagens, uma sala de scanner, uma sala de ressonância magnética, uma sala de mamografia, uma sala de ultra-sons, uma sala de interpretação, uma sala de permanência, duas casas de banho, cinco gabinetes e uma sala de espera.

> **Pessoal do serviço :**

Seis radiologistas, um dos quais é chinês, um técnico de ultra-sons, sete (07) assistentes médicos, um técnico superior de saúde e uma (01) secretária,
um operário.

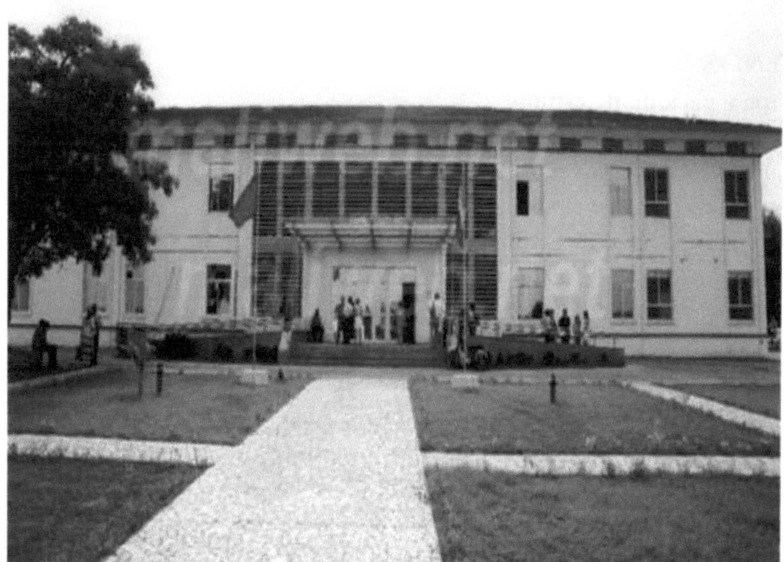

Figura 20: Fotografia do Hospital de Mali (vista frontal)

2.3.Observação :

Recém-nascido do sexo feminino, com 15 dias de vida (nascido a 07 de dezembro de 2022), primeiro irmão de uma gravidez de termo bem acompanhada por uma parteira e um parto eutócico. À nascença, pesava 3600 gramas. Não tinha antecedentes familiares particulares. Este recém-nascido foi-nos enviado (22 de dezembro de 2022) pelo serviço de pediatria para uma ecografia Doppler do cotovelo direito, devido a uma massa congénita do cotovelo direito.

Ao exame clínico, a inspeção revelou uma massa elevada, bem definida, azulada, eritematosa em alguns locais, na face posteromedial do cotovelo direito. A palpação revelou uma massa quente, pulsátil e com palpitações. A auscultação da tumefação revelou um sopro. Não havia hemorragia ou ulceração da massa (Figura 21).

O exame biológico foi globalmente normal.

Não foram registadas malformações associadas.

O ecodoppler, realizado com uma sonda linear de 12 MHz num aparelho de ultra-sons GE LOGIQ7, revelou dilatações vasculares mal limitadas de múltiplas fístulas arteriovenosas de fluxo rápido no interior da massa periarticular do cotovelo direito (Figura 23).

Para melhor caraterizar esta massa, realizámos uma angioscan do membro superior direito (22 de dezembro de 2022). Utilizámos um scanner Siemens 16-slice com uma consola de aquisição e duas consolas de processamento syngovia.

Foi efectuado um protocolo de angioscan com aquisição milimétrica, cortes axiais em filtro de tecidos moles. Após um período sem injeção do produto de contraste iodado, em busca de uma possível complicação hemorrágica, foram realizadas aquisições arteriais e venosas após injeção intravenosa (IV) de 10ml de iodo 350mg (OMNIPAQUE). Foram efectuadas reconstruções coronais e sagitais em MPR, MIP e 3D para melhor exposição dos vasos. A TAC mostrou uma massa tecidular heterogénea, hiperdensa, homogénea e bem definida (49UH) do cotovelo direito, sem calcificação nem hemorragia associada antes da injeção do contraste.

Após injeção de contraste (protocolo angioscan), observaram-se dilatações vasculares com múltiplos shunts arteriovenosos subcutâneos na face posteromedial do cotovelo, criando uma massa (nidus) com 61x46mm. Esta massa era alimentada pela artéria braquial direita (seta fig. 24 A) com uma fístula arteriovenosa entre esta e a veia basílica homolateral a montante da massa (seta de duas pontas fig. 24 A). Era drenada pela veia basílica homolateral (seta amarela fig.24B). A veia cefálica estava ligeiramente dilatada, sem fístula arteriovenosa (cabeça de seta fig.24 B).

Havia pequenos ramos arteriais que emanavam da artéria braquial no antebraço (Figura 24 A).

A evolução foi marcada por uma complicação sob a forma de hemorragia ativa (24 dias mais tarde, 15 de janeiro de 2023), o que motivou uma ida ao serviço de urgência. Foi aplicada uma ligadura de pressão com torniquete durante 15 minutos, que estancou a hemorragia. Após a remoção do torniquete, observou-se uma dilatação vascular pulsátil de cerca de 5/4 cm com uma lesão ulcero-necrótica central (Figura 22). Não havia anormalidades cardiopulmonares. Foi feito o diagnóstico de malformação arteriovenosa de Schöbinger estágio III no cotovelo direito.

A cirurgia aberta foi efectuada pela equipa de cirurgia cardiovascular e torácica, juntamente com um radiologista e um anestesista de cuidados intensivos (28 de janeiro de 2023).

ième Após anestesia geral e assepsia rigorosa, foi efectuada uma incisão de 05cm a montante da tumefação no interior do braço direito, seguida de dissecção músculo-aponeurótica subcutânea até à exposição da artéria braquial e de uma incisão fusiforme de 2 vezes, retirando a ferida de onde a fístula sangrava.

A investigação revelou uma fístula arteriovenosa braquio-basílica direita com uma veia basílica dilatada a montante e uma multiplicidade de veias subcutâneas sob a tumefação (Figura 25). Removemos a comunicação arteriovenosa com prolene 6/0 e retirámos a irrigação das veias subcutâneas que se desenvolveram no local da artéria com prolene 3/0, depois forrámos a cavidade e procedemos a uma hemostase cuidadosa. De seguida, as veias subcutâneas foram fechadas em 2 planos com vicryl 3/0 e as veias cutâneas com sutura de pele 2/0. O incidente verificado durante a operação foi uma hemorragia profusa de cerca de 150cc, que foi corrigida com a transfusão de 300ml de sangue total. Não se registaram acidentes ou complicações pós-operatórias imediatas (Figura 26).

O exame histológico da peça cirúrgica revelou tecido conjuntivo fibroso intercalado com vénulas e arteríolas por vezes ligadas e dilatadas sem atipia. A superfície era de tecido cutâneo regular compatível com uma malformação arteriovenosa. Não existiam células tumorais (Figura 27).

Foi realizada angioscan de controle 07 meses após a cirurgia, demonstrando recidiva da malformação arteriovenosa drenada pela veia basílica e alimentada por ramos colaterais da artéria braquial (Figura 28).

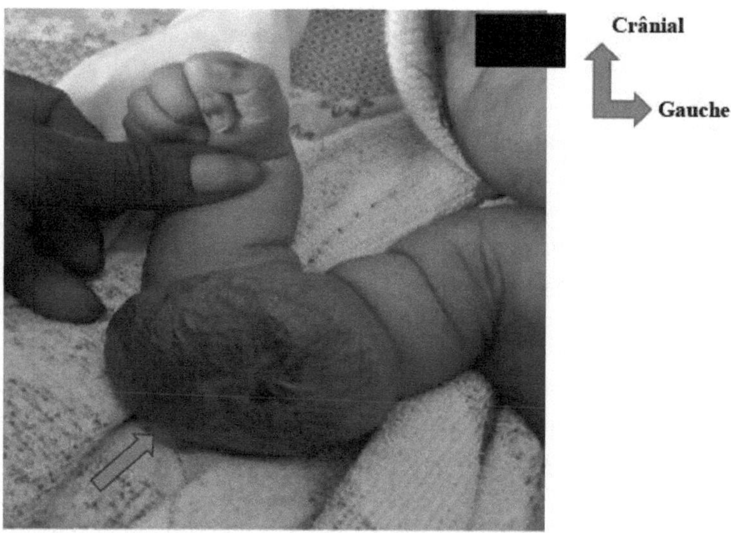

Figura 21: Imagem da massa do cotovelo direito no D0 de nascimento (seta).

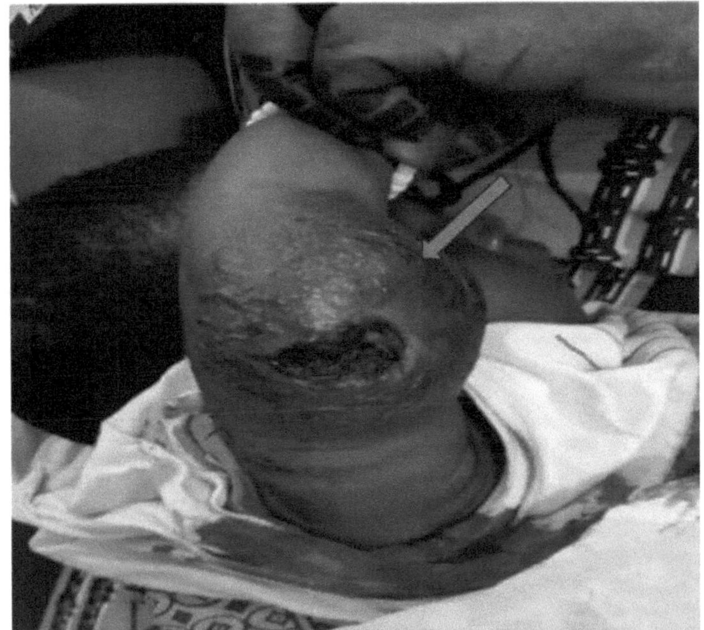

Figura 22: Imagem de ulceração da massa do cotovelo direito (seta) após hemorragia ativa.

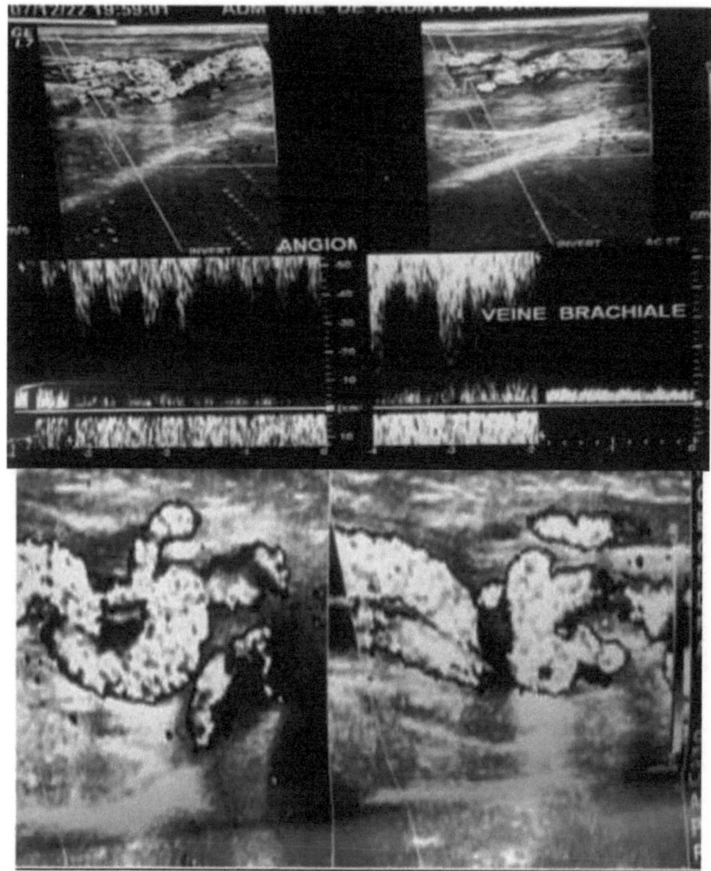

Figura 23: Dilatação vascular com codificação Doppler a cores difusa e fluxo arterial rápido

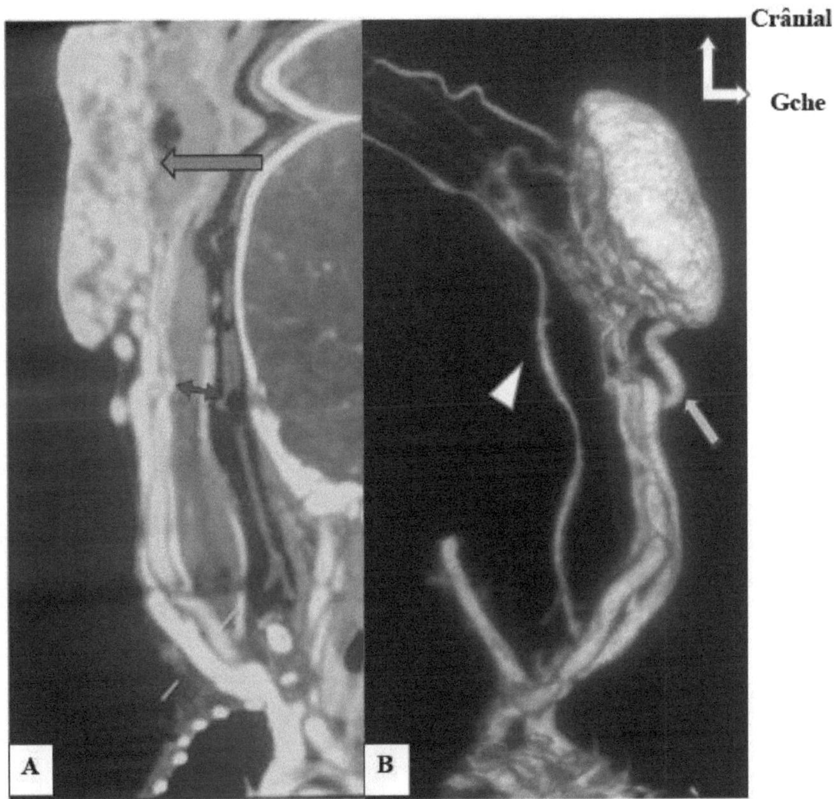

Figura 24: Imagens de angio-TC da MAV do cotovelo direito em reconstrução coronal MIP (A) e 3D (B) demonstrando dilatação vascular (seta) com shunts arteriovenosos entre a artéria braquial e a veia basílica (cabeça de seta).

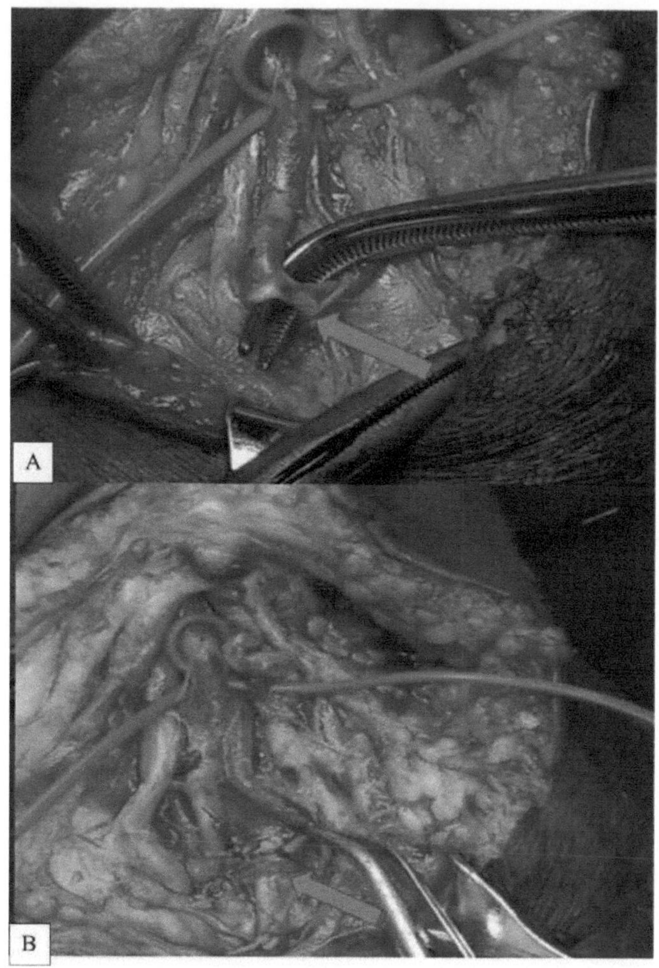

Figura 25: Fotografias da cirurgia, mostrando uma ligação entre a artéria braquial direita e a veia basílica (A) e a sobrepressão do shunt arteriovenoso com prolene 6/0 (B).

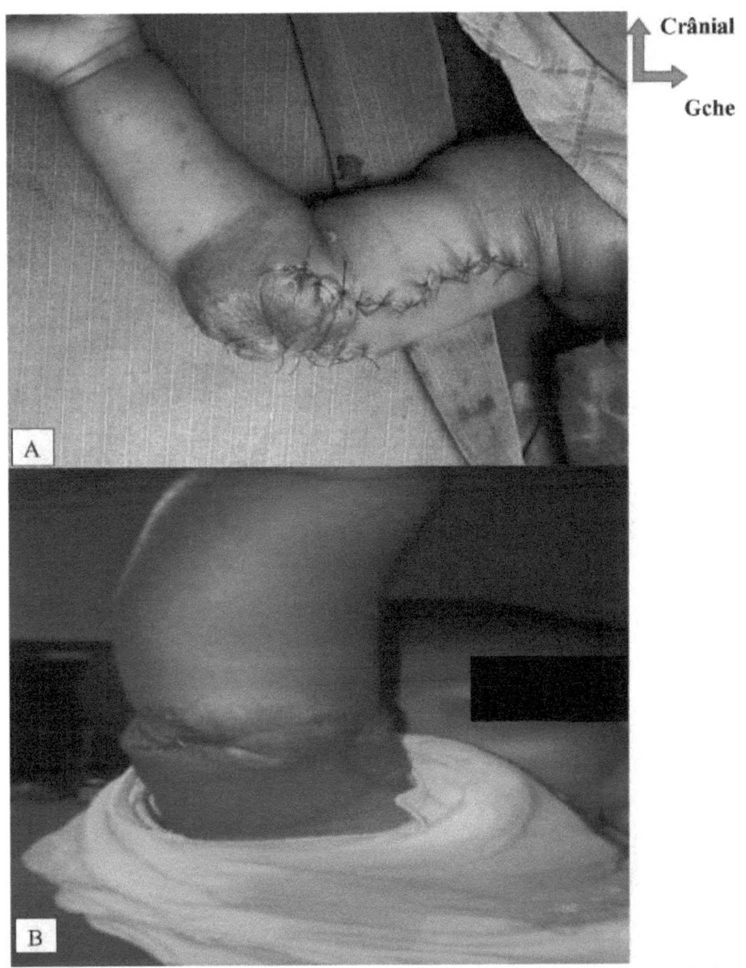

Figura 26: Fotografias pós-operatórias imediatas (A) e à distância (B) do cotovelo direito.

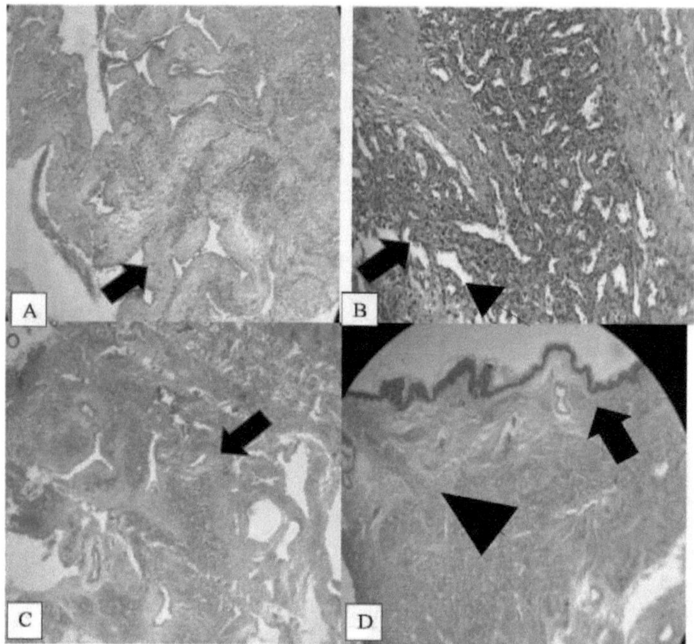

Figura 27: Histologia da peça cirúrgica confirmando a MAV

A: Dilatação arterial com espessamento da parede.
B: Multiplicação de vénulas (seta) e célula sem atipia (cabeça de seta).
C: Ligações entre artérias e veias.
D: Tecido conjuntivo fibroso (seta) e tecido cutâneo normal (ponta de seta)

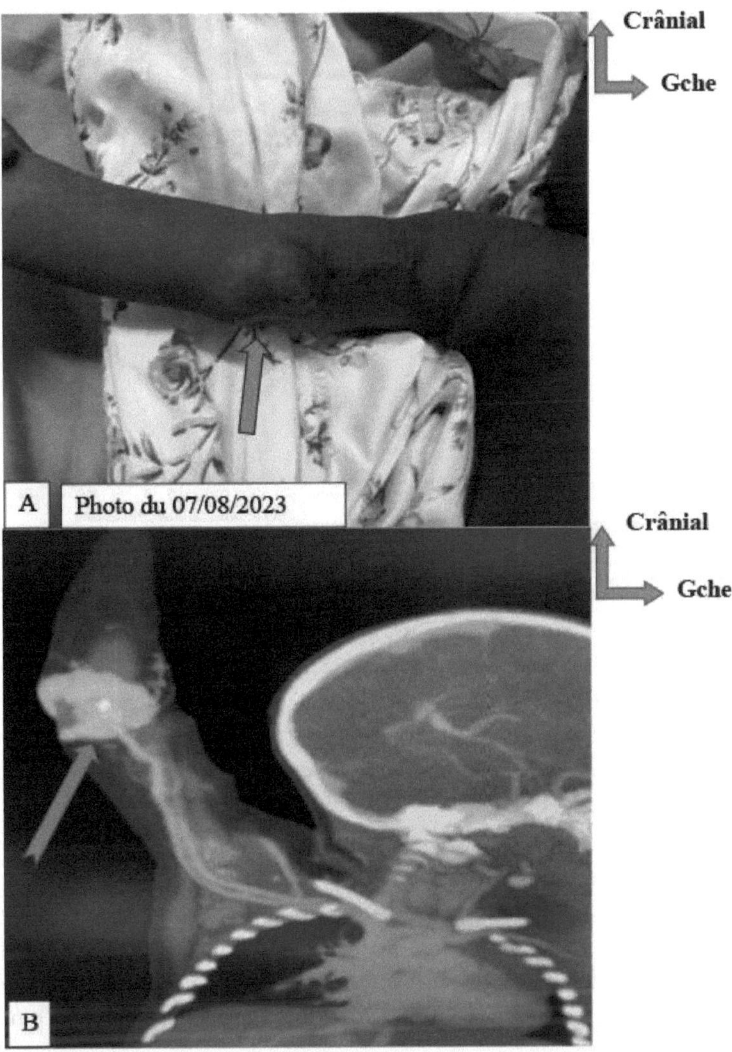

Figura 28: Imagens de controlo após 07 meses de cirurgia mostrando edema mole eritematoso do cotovelo direito (A) e persistência da MAV do cotovelo direito após a cirurgia (B).

3. DISCUSSÕES

3.1.Limitações e dificuldades :

Durante a realização deste estudo, deparámo-nos com as seguintes dificuldades:

✓ A falta de uma plataforma técnica adequada para a gestão das anomalias vasculares, nomeadamente a radiologia de intervenção para as embolizações.

✓ Avarias no equipamento radiológico (scanner e falta de injetor automático) do nosso serviço. Em consequência desta última dificuldade, o nosso estudo sofreu um atraso e fomos obrigados a levar o nosso doente a outro serviço para realizar o exame de controlo. É de salientar que todas estas angioscopias foram realizadas sem injetor automático, ou seja, com injeção manual.

3.2.Frequência :

A malformação arteriovenosa resulta da vasculogénese embrionária e da angiogénese defeituosa, levando a comunicações anormais entre artérias e veias que contornam o leito capilar de alta resistência [8].

As MAVs são uma forma rara de malformação vascular e as suas localizações extra-cerebrais e extra-espinhais são raras (5-10%) [2].

3.3.A era dos descobrimentos :

As MAVs desenvolvem-se durante a vida fetal, mas apenas 40-60% delas serão reconhecidas ao nascimento, e 30% tornar-se-ão aparentes durante a infância, com um pico na puberdade [10].

As MAVs são lesões congénitas que crescem com a criança e nunca desaparecem espontaneamente, mesmo na idade adulta [10].

A maioria dos casos é diagnosticada antes dos 30 anos de idade [9].

No nosso estudo, a malformação foi descoberta à nascença.

Em Madagáscar, F. Raherinantenaina relatou um caso de malformação arteriovenosa do cotovelo em estádio II numa mulher de 27 anos em 2010 [8].

Em França, Michel Wassef [27] encontrou um caso de malformação arteriovenosa do lábio inferior esquerdo numa mulher de 29 anos em 2011, confirmado por histologia.

Burrows et al [33] relataram um caso de tratamento farmacológico de malformações arteriovenosas difusas do membro superior direito e do ombro num bebé com 08 meses de idade.

Em 2018, em Marrocos, M. Bouayad et al [34] relataram um caso de associação de malformação arteriovenosa superficial, exostose bi-condilar e um cisto sinovial calcificado do cotovelo, num jovem de 20 anos.

3.4.Género :

As malformações arteriovenosas afectam todas as áreas da pele, sem predominância de género. O nosso caso é do sexo feminino.

3.5.História familiar :

Não encontrámos antecedentes familiares no nosso caso. De todas as malformações vasculares, estas são as mais imprevisíveis e as mais perigosas. Felizmente, são raras e geralmente consideradas esporádicas [3]. No entanto, alguns casos familiares têm sido relatados [12].

A patogénese genética subjacente ao desenvolvimento desta malformação é atualmente aceite por alguns autores. Uma mutação no gene *RASA-1* tem sido encontrada em famílias de pacientes com uma combinação de malformações capilares múltiplas e fístulas ou malformações arteriovenosas, ou síndromes de Parkes Weber [12,13].

A literatura relata casos de MAVs pulmonares na telangiectasia hemorrágica hereditária (HHT), ou doença de Rendu-Osler Weber, que afecta aproximadamente 10 a 20 indivíduos em 100.000. É uma doença autossómica dominante, caracterizada pela presença de múltiplas malformações arteriovenosas cutâneas, mucosas e/ou viscerais. As malformações arteriovenosas pulmonares (MAVP) apresentam um risco de rutura, fonte de hemoptise ou hemotórax que pode ser fatal, com uma taxa de complicação de 50% segundo LACOMBE et al [35].

A síndrome de Peutz-Jeghers (PJS) é mais rara, com uma prevalência entre 1 em 25.000 e 1 em 280.000. Trata-se de uma doença hereditária autossómica dominante caracterizada por pólipos hamartomatosos digestivos, pigmentação melânica mucocutânea e um elevado risco de cancro. A maioria das MAV é hereditária, com uma taxa de 80% a 95% em doentes com telangiectasia hemorrágica hereditária (HHT). Priscila Jijón et al relataram um caso de malformação arteriovenosa pulmonar e síndrome de Peutz-Jeghers numa rapariga de 09 anos. [36].

Foi diagnosticado um caso de malformação capilar, malformação arteriovenosa tipo 2, num rapaz de 09 anos de idade que apresentava múltiplas telangiectasias que tinham surgido progressivamente desde o nascimento, tanto na face como no dorso das mãos. Com base nesta apresentação clínica, foi sugerido o diagnóstico de síndroma de malformação capilar-malformação arteriovenosa (MC-MAV). Foi efectuada uma angiografia cerebral por RMN, que se revelou normal. O teste genético identificou uma substituição missense heterozigótica c.2512C>T, p. (Arg838Trp) no exão 15 do gene EPHB4, confirmando o diagnóstico de MC-MAV tipo 2. A síndrome MC-MAV caracteriza-se pela presença de múltiplas malformações capilares cutâneas e, em alguns casos, malformações arteriovenosas associadas.

A síndrome MC-MAV tipo 2 é herdada como uma doença autossómica dominante e é causada por mutações de perda de função no EPHB4, enquanto a síndrome MC-MAV tipo 1 é causada por mutações heterozigóticas de perda de função no RASA1 [37].

3.6.Sinais clínicos :

No início da sua evolução, as MAVs podem apresentar-se como uma lesão cutânea elementar com fluxo baixo ou mesmo normal [4].

A progressão para a fase ativa é secundária a factores desencadeantes como a infeção, o trauma e as alterações hormonais [4] durante a gravidez [10].

No final de sua evolução, a formação de múltiplas microfístulas arteriovenosas ou nidus pode levar à descompensação cardíaca [12].

A história natural destas lesões passa por várias etapas, que foram codificadas por Schöbinger em 1994 [8].

A primeira é uma fase dormente em que a lesão é discreta e estável. Pode aparecer como um espessamento dos tecidos ou como uma mácula cor-de-rosa ou vermelha que simula uma malformação capilar (falso "angioma plano"). Nesta fase, pode por vezes observar-se um aumento da temperatura local, um flutter ou uma emoção, bem como anomalias no ecodoppler. O estádio II, como se vê aqui, caracteriza-se por um aumento de volume e uma aparente extensão a tecidos anteriormente "saudáveis". Um aumento da temperatura local, batimento, palpitação e sopro são facilmente detectados [11].

O estádio III corresponde à fase de complicações, com atrofia da pele e ulceração devido ao desvio do fluxo sanguíneo ou roubo vascular, dor e hemorragia, que podem por vezes ser fatais. O estádio IV corresponde às lesões raras de grandes dimensões cujo efeito de shunt conduz à insuficiência cardíaca. O diagnóstico das MAVs é essencialmente clínico.

Tabela 3: Classificação clínica das MAVs proposta por Schöbinger em 1994.

Estádio	Descrição das diferentes fases de desenvolvimento
I	Fase quiescente: mancha quente, cor-de-rosa ou azulada com uma derivação arteriovenosa confirmada por ecodoppler.
II	Fase de expansão: a lesão aumenta de tamanho e torna-se pulsátil, com um frémito e uma rede venosa tensa e tortuosa.
III	Fase de destruição: estádio II complicado por lesões cutâneas com necrose, infeção, hemorragia e dor
IV	Fase de descompensação: estádio III com insuficiência cardíaca

Clinicamente, encontrámos uma massa macia, azulada e não ulcerada no cotovelo, com emoção à palpação, mas sem dor. Este caso é diferente do relatado por Tarik Abaaziz et al. no Hospital Universitário Hassan II em Fez [33], que identificaram um caso de malformação arteriovenosa femoral gigante com evolução desde o nascimento, caracterizada por um aumento progressivo do tamanho e dor na massa [33].

3.7.Imagiologia :

Um ecodoppler é essencial para confirmar o diagnóstico, demonstrando um shunt arteriovenoso de fluxo rápido.

A lesão consiste em um "nidus" de vasos anormais alimentados e drenados por uma ou mais artérias e veias dilatadas pelo aumento do fluxo. Esse nidus permite que vasos arteriais e venosos se comuniquem entre si, com "retorno venoso precoce" na arteriografia [11].

A RM com sequências vasculares pode ser utilizada para determinar a extensão e o desenvolvimento dos vasos de alimentação [38,39]. Na ausência de exames de imagem especializados, as MAVs podem ser diagnosticadas clinicamente como tumores hipervasculares, angiomas ou malformações venosas [11].

Em princípio, as MAVs devem ser diferenciadas das fístulas arteriovenosas simples, nas quais uma artéria e uma veia se comunicam sem a interposição de um nidus. A sua evolução é muito diferente. Em caso de dúvida, a evolução clínica da malformação fornecerá a certeza diagnóstica [11].

No nosso caso, realizámos um ecodoppler e, em seguida, uma angio-TC dos membros superiores, que deram resultados satisfatórios. Apesar de a RM ser o exame de referência para o diagnóstico, também dizemos que a angiografia-CT continua a ser uma alternativa eficaz na ausência de RM.

Este resultado é consistente com a literatura, no estudo efectuado por Tarik Abaaziz et al. no Hospital Universitário Hassan II em Fez [40]. Foi relatado um caso de malformação arteriovenosa femoral gigante num doente de 20 anos. Um angioscan mostrou uma malformação arteriovenosa (MAV) com retorno venoso precoce. A arteriografia revelou uma MAV escarpiana esquerda, alimentada por ramos da artéria femoral profunda, ramos da artéria femoral superficial, ramos da artéria hipogástrica homolateral e ramos da artéria femoral comum. Foi efectuada uma embolização por punção retrógrada da artéria femoral comum contralateral, com uma redução significativa do volume da malformação [40].

Em França, Humeau-Heurtier et al [41] relataram em 2017, pela primeira vez, a utilização da ILS para a exploração reprodutível de uma MAV do membro superior esquerdo num bebé de 7 meses de idade.

A ILS é uma tecnologia de imagiologia microvascular não invasiva que permite o mapeamento preciso de lesões vasculares, tais como MAVs incipientes, na fase em que, clinicamente, podem parecer angiomas planos. É fácil de utilizar e a ausência de contacto direto com a pele permite respeitar os fluxos microvasculares. Este exame, perfeitamente reprodutível, permite iniciar um acompanhamento imagiológico em paralelo com a clínica e espaçar os exames de RM com a AG [41].

3.8.Tratamento

No caso de uma MAV confirmada, a abordagem terapêutica depende do estágio clínico da doença no momento da descoberta, e deve ser adaptada ao longo da evolução da doença [18].

Classicamente, as MAVs pequenas e quiescentes (estádio I de Schöbinger) não devem ser operadas ou ressecadas carcinologicamente [8].

A cirurgia está sobretudo reservada às formas progressivas ou complicadas (estádios II a IV). Este procedimento cirúrgico deve permitir a erradicação completa da lesão. Caso contrário, uma excisão incompleta pode levar a uma recorrência ou mesmo a um agravamento da doença, por vezes com consequências potencialmente fatais [8].

A remoção completa da lesão por embolização e/ou cirurgia muitas vezes não é possível, e a ressecção incompleta pode levar ao agravamento das MAVs [6]. À medida que se desenvolvem, estas malformações vasculares infiltram os tecidos circundantes, prejudicando consideravelmente a qualidade de vida dos doentes e, nos casos mais graves, ameaçando o seu prognóstico. As malformações arteriovenosas constituem um problema de diagnóstico. Este facto deve-se provavelmente ao problema nosológico associado às malformações vasculares [8].

No nosso caso, realizamos cirurgia aberta, que foi bem sucedida, mas um check-up após 07 meses mostrou reconstituição da malformação arteriovenosa, sem outros sinais de complicações associadas.

Janot et al, acompanharam 125 MAVs superficiais periféricas, das quais 68 doentes tinham sido embolizadas pelo menos uma vez e 26 doentes com MAVs faciais tinham sido tratados endovascularmente. A apresentação clínica foi marcada por um polimorfismo significativo das lesões. O tratamento destes doentes deve ter em conta o envolvimento mucocutâneo da lesão e os potenciais danos funcionais e estéticos. O prognóstico vital pode também estar em risco em caso de complicações hemorrágicas. Por vezes, é possível uma cura completa, enquanto noutros casos o tratamento será apenas sintomático [42].

Gregor M. Dunham et al, em 2016, em Washington [32], encontraram dois casos de malformações arteriovenosas superficiais de Schobinger de grau III, um numa mulher de 58 anos com uma MAV uterina e o outro numa mulher de 45 anos com uma MAV do cotovelo, que foram tratados por embolização.

Um estudo que analisou 341 artigos que incluíam o termo "haemangioma" no título ou no resumo e que foram publicados na PubMed em 2009, concluiu que o termo foi incorretamente utilizado em 71,3% das publicações. E os doentes cujas lesões foram incorretamente rotuladas tinham obviamente mais probabilidades de receber um tratamento inadequado (20,6%), em comparação com aqueles cujas lesões foram corretamente diagnosticadas utilizando a terminologia ISSVA (0,0%; P < 0,001). Esta utilização incorrecta do termo "hemangioma" foi independente da disciplina e do autor, tendo os erros ocorrido em pediatria (60,0%), medicina interna (61,4%), urgência (68,9%) e obstetrícia e ginecologia (70%) (P = 0,68) [30].

3.9.Histologia

Histologicamente, uma MAV é constituída por artérias e veias de estrutura reconhecível, geralmente com uma espessura média proporcional ao seu lúmen. Estes vários vasos, geralmente de forma redonda ou oval, estão dispersos de forma bastante homogénea pelo tecido hospedeiro, muitas vezes associados a fibrose que simula um tumor vascular [11].

A derme e os tecidos moles subjacentes são ocupados por um grande número de vasos de tamanho médio, geralmente regularmente arredondados, de estrutura intermédia, sem estrutura elástica individualizável. Esta grande componente de vasos de tamanho médio está associada a uma proliferação capilar, mais marcada entre os feixes musculares orbiculares e em certas zonas da derme. Este componente capilar é discretamente lobulado em alguns locais, mas mais frequentemente forma aglomerados de contornos irregulares. Existe uma esclerose significativa do colagénio, sobretudo em profundidade e lateralmente. Noutros locais, especialmente no músculo, existe uma lipomatose discreta. Encontram-se alguns êmbolos esféricos [27].

Efectuámos a histologia da peça cirúrgica, que revelou dilatação vascular com fibrose do tecido conjuntivo circundante, sem sinais de malignidade. Este facto está de acordo com a literatura.

CAPÍTULO 4

CONCLUSÃO

As malformações vasculares superficiais são relativamente raras e muitas vezes não reconhecidas. A sua classificação é essencial para evitar erros de diagnóstico e terapêuticos.

A angiografia-CT é uma abordagem eficaz, embora possa causar radiação. A ecografia com Doppler e a angiografia por RM são ideais para o diagnóstico. O tratamento é multidisciplinar.

RECOMENDAÇÕES

Recomendamos que as autoridades administrativas forneçam aos serviços de imagiologia médica os materiais necessários para a radiologia de intervenção e assegurem a manutenção regular do equipamento de radiologia.

REFERÊNCIAS

1. Barreau G., Marmat F., Gariel V. et al, Intracranial AVM, Radio Journal, Diagnosis and Intervention, 95.12 (2014): 1161-1174.

2. Dahhouki S. Les malformations vasculaires : Étude prospective au sein du service de dermatologie de CHU de Fès ; Mem. Maroc (2020) :333.

3. Cappabianca S, Del Vecchio W, Giudice A e col. Malformações vasculares da língua: achados de ressonância magnética em três casos. Dentomaxillofac Radiol (2006), 35: 205-208.

4. Vanwijcka R, Dégardin-Capon N. Malformações arteriovenosas: aspectos clínicos e evolução. Ann Chir Plast Esthet (2006) ; 51 :440-6.

5. Massager N., Lonneville S., Mine B. et al. Resultados do tratamento radiocirúrgico Gamma Knife das malformações arteriovenosas cerebrais, Rev Med Brux. (2016), 37 : 18-25.

6. Gelbert F., Merland J., Vargas M. et al. Malformações vasculares medulares, Imagiologia da coluna vertebral e da medula espinhal. Masson (2017); 9: 99.

7. Bataille, A. C., e Boon, L. M., Clinical aspects of capillary malformations, Ann Chir.Plast Esthet, (2006), 51(4-5): 347-56.

8. Raherinantenaina F., Rajaonanahary T.M.A., Rakotomena S.D. et al. Malformação arteriovenosa de Schöbinger estádio II do membro superior esquerdo: relato de um caso de Madagáscar. Annales de Cardiologie et d'Angéiologie. Edição Masson, (2013) :183.

9. Söderman M, Andersson T, Karlsson B and al. Management of patients with brain arteriovenous malformations. Eur Journal Radiol (2003); 46: 195-205

10. Odile Enjolras, Véronique Soupre. Classificação das anomalias vasculares superficiais. Arnold-Netter, 75012 Paris, França. Elsevier Masson SAS. Presse Med (2010); 39: 457-464.

1. Brevière G ; Degrugillier-Chopinet C ; Bisdorff-Bresson A., Superficial vascular anomalies. EMC - Cardiologie (2011), 6(1) : 1-21.

12. Das, Abanti, et al. Vascular anomalies: nomenclature, classification and imaging algorithms" [Anomalias vasculares: nomenclatura, classificação e algoritmos de imagiologia]. Ata Radiologica 64.2 (2023): 837-849.

13. Deklunder G., Dauzat M., Boivin V. et al, Exploration des vaisseaux du membre supérieur. Doppler et échotomographie. EMC-Radiologie, 1.6 (2004): 632-646.

14. Moure C, Reynaert G, Lehmman P et al. Classificação dos tumores vasculares superficiais: base da classificação e interesse clínico. Masson, Rev. Stomatol Chir Maxillofac (2007); 108:201-209.

15. OUSI B. Jornadas parisienses do grupo de laser da Sociedade Francesa de Dermatologia. Paris 1-2Junho 2007: Tratamento de angiomas planos em adultos por laser KTP (2007); 26 (16): 34-38.

16. Órgão da sociedade francesa de dermatologia e da associação dos dermatologistas francófonos. Angioma. Anais de Dermatologia e de Veneza (2005); 132 (10) :172-176

17. Enjolras, O. "Anomalias vasculares superficiais: os "angiomas". Encycl Med Chir. (2001) : 98-745.

18. Casanova D, Bardot J, Bartoli J-M et al. Tratamento cirúrgico das malformações arteriovenosas. Ann Chir. Plast. Esthet (2006); 51 :456- 70.

19. Dubois J, Soulez G, Oliva VL, Berthiaume MJ, Lapierre C, Therasse E. Malformações venosas dos tecidos moles em pacientes adultos: questões de imagem e terapêuticas. Radiographics 21.6 (2001): 1519-1531.

20. Koeller KK, Alamo L, Adair CF, Smirniotopoulos JG. Massas císticas congénitas do pescoço: correlação radiológica-patológica. Radiographics (1999); 19:121-46.

21. Enjolras, O. "O que há de novo nos angiomas? Os tumores vasculares infantis1". Les Nouvelles dermatologiques 22.9 (2003): 602-604.

22. Trop I, Dubois J, Guibaud L, et al. Malformações venosas dos tecidos moles em pacientes pediátricos e adultos jovens: diagnóstico com Doppler US. Radiologia 212.3 (1999): 841-845.

23. T. MOSER, R. CHAPOT, C. JAHN et al. Imagerie des anomalies vasculaires des tissus mous : diagnostic et traitement, Masson, Paris, Feuillets de Radiologie 45.1 (2005) : 13-36.

24. Enjolras O. Angiomas e angiomatoses. Presse Med (2010) ; 39 :454-6

25. M. Barreau, A. Dompmartin. Malformações vasculares cutâneas não sindrómicas. Anais de dermatologia e venereologia (2014) 141, 5667.

26. Michael Naouri, Gérard Lorettea, Charlotte Barbier et al. Malformações artérioveineuses, mise au point ; Masson SAS Presse Med (2010) ; 39 : 465-470.

27. Michel wassef. Um caso de malformação arteriovenosa do lábio. Elsevier Masson, Annales de pathologie (2011) 31, 292-296.

28. Theiler M, Walchli R, WeibelL: Anomalias vasculares - uma abordagem prática. JDDG (2013); 11: 397-405.

29. Seront E, Valérie D., Julien C. et al. Malformações vasculares: nova esperança graças às terapias direcionadas antitumorais. Louvain médical (2022), 141 : 261.

30. Hassanein A, Mulliken JB, Fishman S, Greene AK: Avaliação da Terminologia para Anomalias Vasculares na Literatura Atual. PlastReconstrSurg (2011) ; 127 : 347-51.

31. Sara M.B, Helia R, Giorgio L et al. Malformações arteriovenosas: gestão complexa. Rev Med Suisse (2018); 14: 2214-9.

32. Dunham G., Christopher R., Vaidya S., Finding the Nidus: Detection and Workup of Non-Central Nervous System Arteriovenous Malformations, Radiographics (2016); 36: 891-903.

33. Patricia E., Burrows John B., Mulliken, Steven J. et al, pharmacological treatment of a diffuse arteriovenous malformation of the upper extremity in a child, The Journal of Craniofacial Surgery & Volume 20, Supplement 1 (2009): 567-602.

34. M.   Bouayad, B. Lekehal, S. El Khaloufia et al. Arteriovenosa malformação, uma exostose bi-condilar e um quisto sinovial calcificado do cotovelo: Associação ou coincidência? Masson Journal de Traumatologie du Sport 28 (2011) : 247-250.

35. Lacombe P., Lacout A., Marcy P.Y. et al. Diagnóstico e tratamento de malformações arteriovenosas pulmonares na telangiectasia hemorrágica hereditária: uma revisão geral. Jornal de Radiologia Diagnóstica e Intervencionista (2013), 94: 847-861.

36. Jij0n, P., Marolleau, F., Shango-Lody La Ndjeka Pasu, P. et al. Malformação arteriovenosa pulmonar e síndrome de Peutz-Jeghers: revisão da literatura e discussão do desenvolvimento, acompanhamento e tratamento. Medical Leuven (2018), 137: 370.

37. Cheumaga, Franck Aurelien Chouamou, et al. "Malformação arteriovenosa occipital: sobre um relato de caso". PAMJ-Medicina Clínica 4.5 (2020): 2-3.

38. Mulliken JB, Glowaki J. Hemangiomas e malformações vasculares em bebés e crianças: uma classificação baseada nas caraterísticas endoteliais. Plast Reconstruction Surg (1982); 62: 412-22.

39. Barsky SH, Rosen S, Geer DE, Noe JM. A natureza e a evolução das manchas de vinho do Porto: um estudo assistido por computador. J Invest Dermatol (1980) ,74 :154- 7.

40. Abaaziz, T, Jiber H, Bouarhroum, Abdellatif. Malformação arteriovenosa femoral gigante. Vasos de trombose de sangue (2018), 30: 43-44.

41. Humeau-Heurtier A, Martin l, Bazeries P, et al. Speckle laser imaging of an arteriovenous malformation in an infant. Em: Anais de Dermatologia e Venereologia. Elsevier Masson (2017): 174-175.

42. Janot K., Herbreteau D., Maruani A. et al. Malformações arteriovenosas periorbitais: periculosidade e manejo. Jornal de Neurorradiologia (2018), 45: 95-96.

Resumo

As malformações arteriovenosas (MAV) são lesões vasculares de fluxo rápido resultantes de uma comunicação anormal entre os sistemas arterial e venoso sem vascularização da rede capilar normal. As localizações periféricas são raras (5-10%) e são reconhecidas à nascença (40-60%).

Objetivo:

Determinar a contribuição da angio-TC no diagnóstico de malformação arteriovenosa em recém-nascidos.

Observação :

O bebé era do sexo feminino, com 15 dias de vida, resultado de uma gravidez normal a termo e de um parto vaginal eutócópico. Não existiam outras anomalias associadas e não havia antecedentes familiares particulares.

À nascença, apresentava uma massa cutânea elevada, regular, azulada e eritematosa na face posteromedial do cotovelo direito, com palpação pulsátil. Um ecodoppler inicial diagnosticou uma MAV. Foi efectuada uma angio-TC arterial e venosa com 10 ml de omnipaque 350 mg por via intravenosa. Revelou dilatação vascular com comunicação arteriovenosa subcutânea na face posteromedial do cotovelo direito, criando uma massa (nidus) com 61x46mm. Esta massa era irrigada pela artéria braquial direita com uma fístula arteriovenosa entre esta e a veia basílica homolateral a montante da massa. Era drenada pela veia basílica homolateral. A veia cefálica estava ligeiramente dilatada, sem fístula arteriovenosa. Havia pequenos ramos arteriais que emanavam da artéria braquial no antebraço. As lesões vasculares foram confirmadas no intra-operatório. Não houve complicações pós-operatórias imediatas. O exame de controle após 07 meses revelou recidiva da MAV.

Conclusão:

As malformações arteriovenosas periféricas são raras em recém-nascidos. A angiografia por TAC é uma abordagem eficaz, embora possa causar radiação. A ecografia com Doppler e a ressonância magnética são os exames de diagnóstico ideais.

PALAVRAS-CHAVE: Angioscan, MAV do cotovelo, Recém-nascido, Hospital do Mali

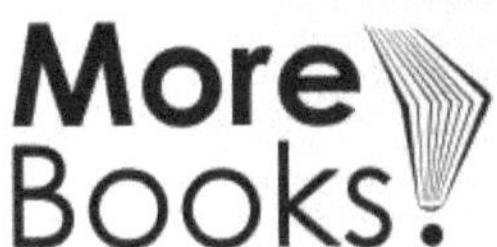

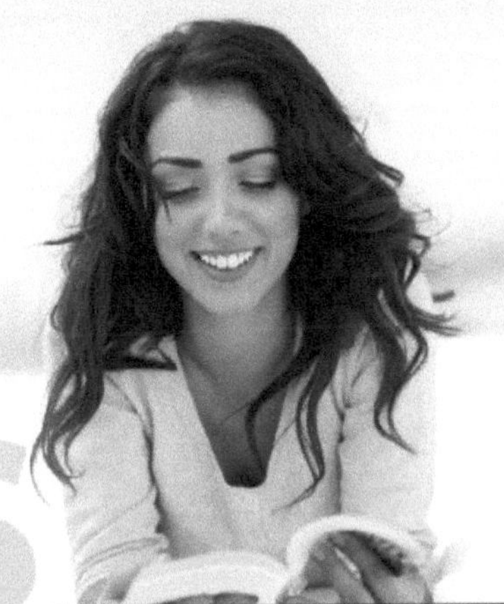

yes

I want morebooks!

Buy your books fast and straightforward online - at one of world's fastest growing online book stores! Environmentally sound due to Print-on-Demand technologies.

Buy your books online at
www.morebooks.shop

Compre os seus livros mais rápido e diretamente na internet, em uma das livrarias on-line com o maior crescimento no mundo! Produção que protege o meio ambiente através das tecnologias de impressão sob demanda.

Compre os seus livros on-line em
www.morebooks.shop

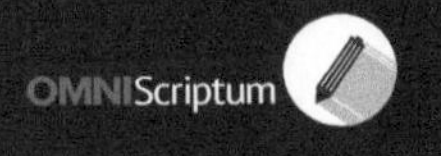

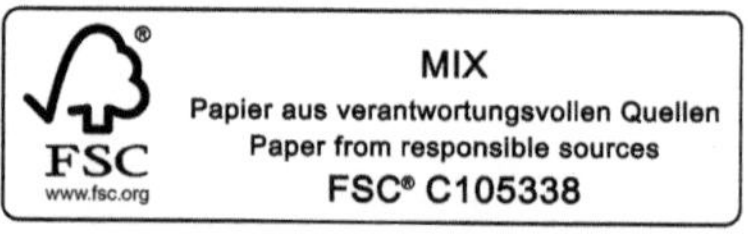

Printed by Books on Demand GmbH, Norderstedt / Germany